Trastornos del lenguaje: caracterización desde una perspectiva lingüística

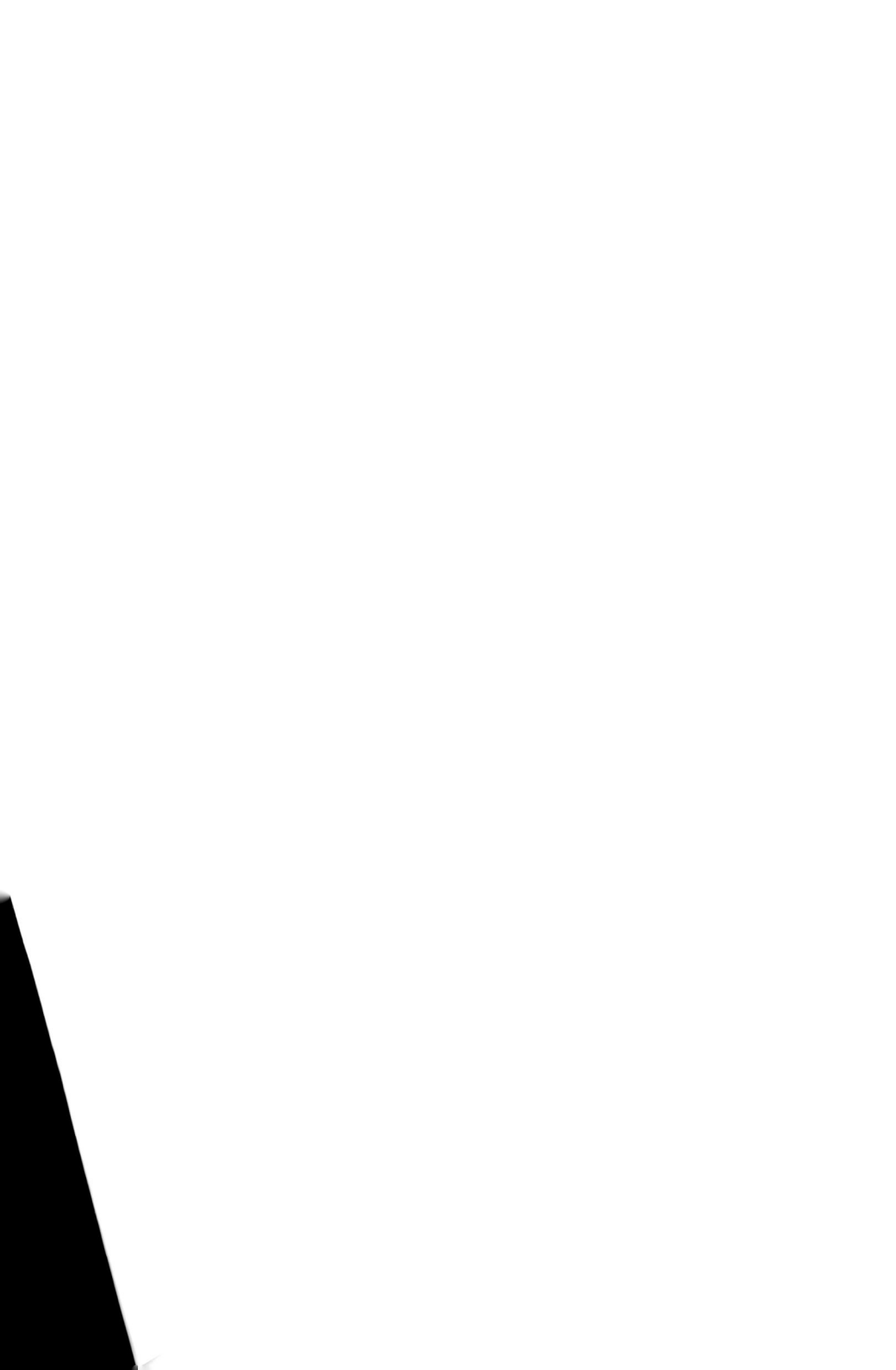

Cristina V. Herranz-Llácer / Ana Segovia Gordillo

Trastornos del lenguaje: caracterización desde una perspectiva lingüística

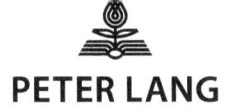

PETER LANG

Lausanne · Berlin · Bruxelles · Chennai · New York · Oxford

Información bibliográfica publicada por la Deutsche Nationalbibliothek
La Deutsche Nationalbibliothek recoge esta publicación en la Deutsche Nationalbibliografie; los datos bibliográficos detallados están disponibles en Internet en http://dnb.d-nb.de.

Catalogación en publicación de la Biblioteca del Congreso
Para este libro ha sido solicitado un registro en el catálogo CIP de la Biblioteca del Congreso.

Todas las ilustraciones en las que no se indica la autoría, incluida la portada han sido elaboradas por la profesora Raquel Sardá Sánchez (Universidad Rey Juan Carlos).

ISBN 978-3-0343-5279-6 (Print)
ISBN 978-3-0343-5764-7 (E-PDF)
ISBN 978-3-0343-5765-4 (E-PUB)
DOI 10.3726/b22965

© 2025 Peter Lang Group AG, Lausanne (Suiza)
Publicado por Peter Lang AG, Lausanne (Suiza)

info@peterlang.com

Todos los derechos reservados.
Esta publicación no puede ser reproducida, ni en todo ni en parte, ni registrada o transmitida por un sistema de recuperación de información, en ninguna forma ni por ningún medio, sea mecánico, fotoquímico, electrónico, magnético, electroóptico, por fotocopia, o cualquier otro, sin el permiso previo por escrito de la editorial.

Esta publicación ha sido revisada por pares.

www.peterlang.com

Índice de contenidos

Introducción: la formación lingüística en el ámbito de
la patología del lenguaje 11

1. Las dificultades lingüísticas y sus bases neurolingüísticas 19
   1.1. Introducción 19
   1.2. El cerebro 24
      1.2.1. Áreas específicas del cerebro para el
      procesamiento del lenguaje 28
   1.3. El rol del cuerpo calloso en relación con el lenguaje 31
      1.3.1. Interacciones del cuerpo calloso con las distintas
      áreas cerebrales 32
      1.3.2. Dificultades y trastornos del lenguaje 32
   1.4. El rol de los hemisferios cerebrales en el lenguaje:
   la asimetría cerebral 33
      1.4.1. Hemisferio izquierdo 34
      1.4.2. Hemisferio derecho 35
   1.5. Otras áreas cerebrales relacionadas con los
   déficits lingüísticos 37
   1.6. Lesiones cerebrales: principales causas 38
   1.7. Recapitulación 40

2. Niveles de análisis de los trastornos del lenguaje: caracterización y taxonomía — 41
- 2.1. Introducción — 41
- 2.2. Tipos de trastornos y de dificultades lingüísticas — 42
- 2.3. Perturbaciones del sistema fónico-fonológico — 43
  - 2.3.1. Procesos fonológicos frecuentes en la edad infantil — 45
  - 2.3.2. Patologías asociadas al sistema fónico-fonológico — 46
    - 2.3.2.1. Trastorno Específico del Lenguaje (TEL) — 46
    - 2.3.2.2. Retraso simple del lenguaje — 49
    - 2.3.2.3. Retraso del habla — 51
- 2.4. Perturbaciones del sistema morfosintáctico: agramatismo — 52
- 2.5. Perturbaciones de la representación léxico-semántica — 56
  - 2.5.1. Dificultades en el aprendizaje de las palabras — 58
- 2.6. Perturbaciones del sistema pragmático — 60
  - 2.6.1. Trastorno de la comunicación social (pragmático) — 61
  - 2.6.2. La teoría de la mente (TM) — 64
    - 2.6.2.1. Aproximaciones teóricas al concepto de teoría de la mente — 65
    - 2.6.2.2. Desarrollo de la Teoría de la mente — 67
    - 2.6.2.3. ¿Cómo se facilita el desarrollo de la TM?: principales hitos precursores de la TM — 69
    - 2.6.2.4. Hitos evolutivos hasta los cinco años — 72
    - 2.6.2.5. ¿Qué relación existe entre el lenguaje y la TM? — 74
- 2.7. Recapitulación — 75

3. Alteraciones de la fluidez del habla — 77
- 3.1. Introducción — 77
- 3.2. Disfemia o tartamudeo — 77
  - 3.2.1. Pero… ¿qué es la tartamudez? — 79
  - 3.2.2. Etiología — 82
  - 3.2.3. Clasificación — 83
  - 3.2.4. La disfemia según la disfluencia concreta — 84
- 3.3. Disglosias — 86
  - 3.3.1. Disglosia labial — 86
  - 3.3.2. Disglosia dental y mandibular — 88

  3.3.3. Disglosia lingual 88
  3.3.4. Disglosia palatina 89
 3.4. Disfonías 91
 3.5. Disartrias 94
  3.5.1. Descripción etiológica 95
   3.5.1.1. Disartria flácida 95
   3.5.1.2. Disartria espástica 96
   3.5.1.3. Disartria atáxica 96
   3.5.1.4. Disartria por lesiones en el sistema
    extrapiramidal 96
   3.5.1.5. Disartria mixta 97
 3.6. Dislalias 97
 3.7. Afasias 100
  3.7.1. Etiología de la afasia 100
  3.7.2. Tipos de la afasia 101
   3.7.2.1. Afasia expresiva, motora o de Broca 102
   3.7.2.2. Afasia receptiva, sensorial, compresiva o
    de Wernicke 103
   3.7.2.3. Afasia global o total 104
   3.7.2.4. Afasia sensorial transcortical 105
   3.7.2.5. Afasia motora transcortical 106
   3.7.2.6. Afasia transcortical mixta 107
   3.7.2.7. Afasia anómica 108
   3.7.2.8. Afasia de conducción 109
   3.7.2.9. Afasia infantil 110
 3.8. Recapitulación 114

4. Comorbilidad de los trastornos del habla y del lenguaje con
los trastornos del aprendizaje 115
 4.1. Introducción 115
 4.2. Trastorno de la lectura 116
  4.2.1. Alexias 117
   4.2.1.1. Tipos de alexias 118
   4.2.1.2. La importancia de la conciencia fonológica
    en los trastornos del lenguaje escrito y,
    en especial, de la lectura 120

    4.3. Trastornos de la expresión escrita — 121
        4.3.1. Aprendizaje de la lectura — 122
        4.3.2. Agrafías y disgrafías — 124
            4.3.2.1. Agrafías afásicas — 125
            4.3.2.2. Otros trastornos en la escritura — 126
            4.3.2.3. Agrafías no afásicas — 126
            4.3.2.4. Agrafías centrales — 128
            4.3.2.5. Agrafías periféricas — 129
        4.3.3. Dislexia — 129
    4.4. Trastorno del cálculo: discalculia — 133
        4.4.1. Bases neuropsicológicas de la discalculia y el procesamiento matemático — 136
    4.5. Recapitulación — 138

5. El lenguaje en la discapacidad intelectual — 139
    5.1. Introducción — 139
    5.2. Epidemiología — 141
    5.3. La discapacidad intelectual — 143
        5.3.1. El lenguaje en la discapacidad intelectual — 144
        5.3.2. Escala de gravedad — 146
    5.4. Síndrome de Down — 147
    5.5. Trastornos del espectro autista (TEA) — 150
    5.6. Recapitulación — 158

Conclusiones — 159

Referencias bibliográficas — 163

*Para los niños de nuestras vidas (Antonio, Elisa, Adrián, David y Miguel),
para que nunca pierdan la curiosidad y la luz que los hace únicos en el mundo.*
Cristina y Ana

Introducción: la formación lingüística en el ámbito de la patología del lenguaje

Cuando se piensa en el desarrollo humano, se suele creer que este evoluciona de forma escalonada. Sin embargo, ese pensamiento es artificial y poco realista. Las investigaciones muestran que las personas avanzan de forma circular (Weiner y Elkind, 1985). Así, en algunos momentos van hacia delante y en otros retroceden o se mantienen en estados anteriores. Esto se debe a que la evolución del ser humano está interconectada en todas sus dimensiones (física, social, lingüística, emocional, etc.) y, a ello, debe añadirse la existencia de factores externos (la familia, el estilo de crianza, el nivel socioeconómico, etc.) e internos (las características del niño, atributos genéticos, temperamento, etc.) que pueden influir en la personalidad y desarrollo de cada uno de nosotros (Coll et al., 2001; Mazet et al., 1990).

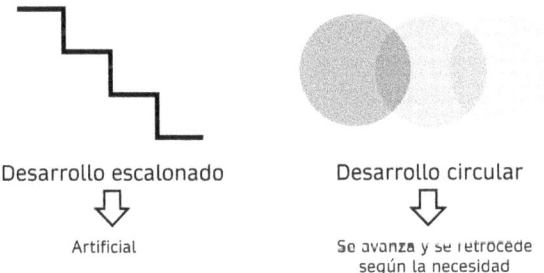

Figura 1: Ejemplos de desarrollo.

Todo esto, sin duda, influye en cómo se desarrolla una persona y, en consecuencia, cómo se desarrolla su lenguaje. El interés por el estudio de la adquisición del lenguaje —y sus posibles dificultades— surgió hace más de un siglo. Hay que remontarse al siglo XIX cuando Broca localizó la pérdida de lenguaje y perturbación motora del habla al dañarse el área que actualmente tiene su nombre (Love y Webb, 1996). Otro de los grandes descubrimientos fue el de Wernicke, que en 1874 identificó el centro encargado de la comprensión del habla. Estos y otros hallazgos permitieron entender hemisferio derecho y hemisferio izquierdo eran asimétricos y que el izquierdo era el encargado del centro del lenguaje de las personas. Ya en pleno siglo XX, Osgood (1953) desarrolló un encuentro entre psicólogos y lingüistas en el que se explicó que el lenguaje no podía ser abordado omitiendo la información de una de las dos ciencias. Tras este congreso, nace lo que hoy denominamos *psicolingüística* (Rivero, 1993; Siguan, 1993), que puede entenderse como "la ciencia que se encarga de estudiar cómo los hablantes adquieren, comprenden y pierden el lenguaje" (Fernández Jaén, 2007, p. 39). Actualmente, la psicolingüística es una rama de la lingüística que presenta un enfoque interdisciplinar y se nutre —además de la lingüística general— de la psicología, la biología, la neurología, la antropología y la sociología, principalmente.

Si nos centramos en las particularidades del lenguaje y sus desviaciones, no cabe duda de que estas se han investigado desde diversas disciplinas académicas; particularmente, son la medicina y la psicología los ámbitos desde donde con más frecuencia se ha investigado sobre las patologías del lenguaje. Ahora bien, para abordar en la cuestión del lenguaje y sus alteraciones es necesario relacionar el conocimiento lingüístico con los avances propuestos por médicos, biólogos, psicólogos y logopedas. El espíritu de colaboración resulta clave y, desde esta perspectiva, surge la lingüística clínica, que con un enfoque integrador, insiste en que el conocimiento lingüístico se puede aplicar para comprender y abordar los problemas relacionados con la expresión y comprensión, tanto oral como escrita. En concreto,

> la Lingüística Clínica intenta aplicar la teoría lingüística al ámbito de las patologías del habla, lengua y comunicación tanto en niños como adultos, a la vez que aplica los conocimientos acerca del lenguaje patológico para refinar y modificar las teorías lingüísticas (Garayzábal Heinze, 2006, p. 135).

Esta disciplina, que tiene una gran tradición en la lingüística aplicada anglosajona (ver, por ejemplo las obras de Crystal, 1981b, 1981a, 1989, 2007, 2017 o Cummings, 2008, 2013, 2018), se centra en determinar el déficit lingüístico

(Gallardo Paúls y Valles González, 2008). Ahora bien, ¿qué se entiende por "déficit lingüístico"? Antes de dar respuesta a esta pregunta, es necesario sentar las bases y responder a otras cuestiones es cómo ¿qué entendemos por lenguaje? ¿y las lenguas? ¿cuáles son los niveles de análisis lingüístico? ¿cómo se manifiestan los déficits lingüísticos en los distintos niveles? ¿qué es la comunicación?

El lenguaje es una capacidad propiamente humana que se manifiesta en un sistema de signos complejo y estructurado que permite la representación del mundo y la comunicación (Anaya-Reig y Calvo Fernández, 2019). Dicho de otro modo, el lenguaje hace posible la correspondencia del sonido articulado con un significado (Alonso Cortés, 2015). La lengua, en cambio, es un sistema específico; es decir, "el conjunto de signos propios aceptados en una comunidad de hablantes forma la lengua o el idioma de esa comunidad" (Alonso Cortés, 2015, p. 23). A lo largo de este trabajo, procuraremos aludir a las características de una lengua en concreto: el español. Para conseguir una mejor comprensión del lenguaje como sistema de representación y comunicación, así como de los trastornos a él asociados, se suelen observar, analizar y evaluar los distintos niveles de análisis lingüístico, esto es: fónico, gramatical, léxico-semántico y pragmático.

(a) El nivel fónico está relacionado con los sonidos de la lengua y lo estudian dos disciplinas: la fonética y la fonología. La fonética "estudia los aspectos físicos del habla, sus componentes sonoros, mientras que la fonología se ocupa de la estructura de estos componentes" (Real Academia Española, 2011, p. 1). En definitiva, ambas disciplinas se encargan de estudiar los elementos fónicos de una lengua, pero cada una lo hace desde diferentes perspectivas: la fonología los estudia "desde el punto de vista de su función en el sistema de comunicación lingüística" y la fonética los estudia "desde el punto de vista de su producción, de su constitución acústica y de su percepción" (Quilis, 1999, p. 23). Nos referimos a la fonética articulatoria (cómo se producen los sonidos del habla), la fonética acústica (cómo se trasmiten) y la fonética perceptiva (cómo se perciben). Además, estas disciplinas también se encargan del estudio de la sílaba, el acento y la entonación.

Las dificultades en el nivel fónico pueden estar relacionadas con problemas en el aparato fonador (disglosia), dificultades en la fluidez del habla (disfemia), articulaciones incorrectas (dislalia), etc. Además, estos trastornos pueden tener repercusiones en el ámbito fonológico. De ahí que un sólido conocimiento del nivel fonético-fonológico sea clave a la hora de entender estas desviaciones. Así pues, en el ámbito clínico, los avances de estas disciplinas resultan fundamentales. "Si bien desde el punto de vista médico se ocupan de estos trastornos [del lenguaje] el foniatra o el audiólogo, es necesario en ambos casos contar con la labor de fonetista y el fonólogo para el establecimiento del diagnóstico y del tratamiento" (Hidalgo Navarro y Quilis Merín, 2012, p. 32).

(b) El nivel gramatical también recibe el nombre de nivel morfosintáctico precisamente porque abarca estos dos niveles: el morfológico y el sintáctico, que estudian la estructura de la palabra o las oraciones, respectivamente. La morfología, que estudia los constituyentes de las palabras, determina los tipos de morfemas, su orden de aparición, así como los procesos morfológicos (flexión, derivación, composición, etc.) que intervienen en la creación de palabras. A ese respecto, es determinante el hecho de que el español sea una lengua flexiva, es decir, una lengua que marca la información gramatical en la palabra mediante la fusión de morfemas con la raíz (Alonso Cortés, 2015). Su funcionamiento, por tanto, dista mucho de aquel que observamos en lenguas analíticas, como el inglés, en las que la información gramatical se indica a través de unas pocas marcas. Esta información resulta clave porque "cuanto más flexiva sea una lengua, mayores posibilidades de error y dificultades existirán en un trastorno de lenguaje" (Garayzábal-Heinze, 2009, p. 148). La unidad superior que integra las palabras es la oración y de su estudio se encarga la sintaxis. Particularmente, el nivel sintáctico engloba todo lo relacionado con las categorías sintácticas, los tipos y las modalidades oracionales, el orden de palabras, etc.

Como veremos más adelante, una de las dificultades relacionadas con el nivel morfosintáctico es el agramatismo (uso incorrecto de las reglas gramaticales), que podemos encontrar en pacientes afectados por afasias. De nuevo, para entender estos trastornos se necesitará tener un claro dominio de las cuestiones morfosintácticas del español (flexión, formación de palabras, concordancias, orden de los elementos sintácticos, estructuras gramaticales, etc.).

(c) El nivel léxico-semántico estudia el vocabulario y el significado de las palabras. Interesan, particularmente, las relaciones de sentido entre las palabras (sinonimia, hiponimia, complementariedad, antonimia, meronimia…); también la convergencia de significados en un único significante (polisemia y homonimia). Una de las alteraciones más características de este nivel es la anomia (dificultad para recordar el nombre de las cosas), pero también podemos observar pacientes con glosomanías semánticas (típicas en el Síndrome de Asperger). Como en los casos anteriores, resultará básico examinar y analizar el uso de las palabras por parte de los pacientes y, en esta tarea, los conocimientos sobre el significado de las expresiones lingüísticas y sus relaciones resultarán indispensable.

(d) El nivel pragmático está relacionado con la capacidad de emplear adecuadamente el lenguaje. De esta forma, la pragmática se encargaría de aquellas situaciones en las que el lenguaje es necesario para el desarrollo de la comunicación (Gallardo Ruiz y Gallego Ortega, 2003f). Es decir, "en lo esencial la pragmática se ocupa del uso de la lengua en la actividad comunicativa humana, entendiendo uso como las distintas funciones comunicativas en que entra el lenguaje" (Alonso Cortés, 2015, p. 573). Además, dentro de la pragmática se desarrolla la teoría de la mente, que estudiaremos en detalle en unidades posteriores (Gallardo Ruiz y Gallego Ortega, 2003f).

Una formación específica sobre la lengua en uso permitirá estudiar las desviaciones relacionadas con la coherencia, cohesión y relevancia de los discursos, la gestión del tema o aspectos relacionados con la comunicación no verbal.

Una vez explicados los distintos niveles de análisis lingüístico, podemos intentar dar respuesta a qué es la comunicación. Según el esquema comunicativo básico (propuesto por Jakobson, 1984), los elementos fundamentales del proceso comunicativo son un emisor, que transforma el mensaje (codificación); un receptor, que lo traduce (descodificación); el mensaje; el referente, la realidad extralingüística del mensaje; el código, la lengua que se emplea, compartida por emisor y receptor; el canal, oral o escrito; y, finalmente, el contexto. Con todo, Richards (1997) define la comunicación como una un hecho que trasciende la mera interacción, refiriéndose al concepto de mutualidad, reciprocidad e intersubjetividad. Sería la transferencia de datos con eficacia adaptativa. Además, debemos considerar que la comunicación comprende diversas maneras de manifestarse, incluyendo: el lenguaje, la comunicación gestual y la comunicación verbal, etc.

Así las cosas, podemos afirmar que el proceso de comunicación comprende cuatro destrezas: dos de ellas están centradas en la comprensión del lenguaje (entender e interpretar la lengua hablada y escrita); las otras dos son habilidades productivas (desde la realización de la acción de hablar hasta la escritura). Desde esta perspectiva, se puede mantener que el lenguaje, como facultad humana, puede manifestarse en distintas modalidades (Garayzábal-Heinze, 2009):

(a) La modalidad gestual comprende aquellos gestos que completan la vertiente oral (o incluso la sustituyen). Esta modalidad se relaciona, por tanto, con la comunicación no verbal, entendida, según Knapp (1982, p. 41), como "todos los acontecimientos de la comunicación humana que trascienden las palabras dichas o escritas"; particularmente, abarcaría el comportamiento kinésico (en este trabajo, con todo, nos acercaremos a los trastornos en la modalidad verbal —oral u escrita—).
(b) La oralidad comprende los sonidos que forman parte del habla. Así, se comprende que "habla" es la manifestación física y perceptiva del lenguaje. Es decir, el habla es la ejecución del lenguaje. Se trata del acto individual por el que un individuo emplea una lengua para comunicar algo. El habla está compuesta por una cadena de sonidos enlazados para construir emisiones mayores (sílabas, palabras, frases, oraciones, discursos). El habla puede verse afectada por problemas auditivos o del aparato fonador o bien por dificultades de aprendizaje. Estos problemas pueden ser genéticos y, como veremos, las causas suelen ser desconocidas, pero la terapia con un experto (lingüista, foniatra, logopeda…) suele ser de mucha utilidad.
(c) La modalidad escrita abarca un sistema de representación escrita de la lengua oral. Entre los elementos constitutivos de la escritura de una lengua están letras, los dígrafos o los signos ortográficos. La lectura y la escritura tampoco están exentas de problemas (alexia, dislexia, agrafía, etc.). Frente a ello, es fundamental contar con la ayuda de profesionales, como psicólogos, logopedas y educadores especializados, para proporcionar estrategias y apoyo adecuados a las personas que enfrentan estas dificultades. Al mismo tiempo, resultará necesario conocer la ortografía del español (alfabeto, ortografía de vocales y consonantes, el uso de la tilde y de las letras mayúsculas, los signos de puntuación, etc.).

A todo lo anterior, debemos añadir la distinción entre dos conceptos que suelen confundirse: la competencia lingüística y competencia comunicativa (véase Anaya-Reig y Calvo Fernández, 2019). La primera de ellas, competencia lingüística, está relacionada con el conocimiento interno, generalmente inconsciente, de las reglas sintácticas. La segunda busca responder a interrogantes como qué saberes, habilidades o competencias se requieren para utilizar de manera eficiente una lengua. Por lo tanto, es uno de los principios más relevantes en lingüística aplicada, tanto en el análisis de la obtención de segundas lenguas como, a un nivel más práctico.

La noción de competencia lingüística o gramatical se planteó en la obra *Estructuras sintácticas* (Chomsky, 2007) y es un concepto esencial en la tradición de la denominada Gramática Generativa, cuyo objetivo principal es hacer evidente el conocimiento subyacente sobre el propio lenguaje que poseen los hablantes. No obstante, desde las perspectivas lingüísticas que se centran en revisar los aspectos vinculados con el uso de la lengua, se ha cuestionado que el conocimiento, únicamente, de la gramática permita un uso correcto de la lengua. Es decir, el concepto de competencia lingüística ha sido discutido al considerar que un hablante no solo por el hecho de conocer las reglas gramaticales de una lengua puede siempre hacer uso de ella de un modo adecuado. Es necesario tener en cuenta los rasgos socioculturales de la situación de uso. Así surge el término *competencia comunicativa* (Hymes, 1995) referido a una habilidad de ámbito más extenso que permite a un hablante actuar de una manera comunicativa adecuada. Para ello, no solo debe tener un dominio sobre las normas gramaticales que le permita construir correctamente las oraciones, sino también las normas que establecen el uso del lenguaje en la generación de enunciados apropiados en el marco discursivo (Méndez Cea, 2012).

En este momento, podemos recuperar la pregunta que planteábamos al inicio (¿qué se entiende por "déficit lingüístico"?) y formularla de la siguiente manera: ¿qué son los trastornos del habla y del lenguaje? Siguiendo el manual DSM-5-TR (*Manual diagnóstico y estadístico de los trastornos mentales*), podemos clasificar los trastornos del lenguaje en cuatro bloques diferenciados. En primer lugar, se distinguen aquellas "dificultades persistentes en la adquisición y uso del lenguaje en todas sus modalidades" (bien sea por un vocabulario reducido, una estructura gramatical limitada o un deterioro del discurso); en segundo lugar, se diferencian aquellos trastornos en los que "las capacidades del lenguaje están notablemente y desde un punto de vista cuantificable por debajo de lo esperado para la edad del sujeto"; en tercer lugar, encontraríamos aquellos trastornos en los que "el inicio de los síntomas se produce en las primeras fases del desarrollo"; y, finalmente, en cuarto lugar, se hallarían aquellas dificultades que "no pueden ser atribuidas a un deterioro auditivo o sensorial de otro tipo". De esta forma, se podría resumir esta pregunta, sin entrar todavía en mucho detalle, indicando que los trastornos del habla y del lenguaje serían aquellos que generan complicaciones en el nivel comunicativo en los que el habla y la audición podrían verse afectadas tanto en la vertiente expresiva como comprensiva.

Esta monografía, organizada en cinco capítulos, pretende dar respuesta a las preguntas formuladas arriba y ayudar al lector a elaborar y desarrollar sus conocimientos sobre los trastornos del lenguaje. Para ello, en el primer capítulo ("Las dificultades lingüísticas y sus bases neurolingüísticas") se desarrollan los contenidos relacionados con la neurolingüística (el cerebro, el cuerpo calloso, los hemisferios cerebrales…) y se expone qué ocurre cuando alguna de estas estructuras falla. El capítulo dos ("Niveles de análisis de los trastornos del lenguaje: caracterización y taxonomía") se centra en describir las perturbaciones teniendo en cuenta los distintos niveles lingüísticos (fónico-fonológico, morfosintáctico, léxico-semántico y pragmático). El tercer capítulo ("Alteraciones de la fluidez del habla") dirige su interés a alteraciones como la disfemia, la disglosia, la disfonía, la disartria, la dislalia y la afasia, que afectan a la fluidez del habla. En el capítulo cuatro ("Comorbilidad de los trastornos del habla y del lenguaje con los trastornos del aprendizaje") específicamente se trabajan los trastornos de la lectura, los trastornos de la expresión escrita y los trastornos del cálculo y su relación con otros trastornos del lenguaje. El último capítulo ("El lenguaje en la discapacidad intelectual") aborda las características que la discapacidad intelectual presenta en relación con el lenguaje. Cierran la monografía unas conclusiones generales que insisten en que la complejidad y la diversidad de los trastornos del habla y del lenguaje debe ser estudiada teniendo en cuenta el aporte lingüístico.

Así, a lo largo de las siguientes páginas, desde la perspectiva lingüística, se procurará dar cuenta de los diversos trastornos relacionados con el lenguaje. Aplicando el saber lingüístico al estudio de los trastornos del lenguaje se podrá describir con precisión los datos lingüísticos y diseñar protocolos de evaluación y rehabilitación (Gallardo Paúls y Valles González, 2008). Con todo ello, se podrá ayudar a la tarea de otros especialistas de este campo (médicos, logopedas, psicólogos, educadores…) y se potenciará el trabajo interdisciplinar (Castro-Torres, 2017).

1. Las dificultades lingüísticas y sus bases neurolingüísticas

1.1. Introducción

El concepto de *neurolingüística* se puede considerar relativamente reciente (siglo XIX). Sin embargo, el hecho de que el término pueda considerarse más o menos actual, no implica que el estudio científico que une lenguaje y cerebro lo sea (Caplan, 1992). Hay que tener en cuenta que "aquellos que contribuyen al campo de la neurolingüística estudian la neurología humana y los trastornos […] cuando se ha producido alguna lesión en el cerebro o en el sistema nervioso" (Obler y Gjerlow, 2000, p. 17). De esta forma, ante una dificultad en el habla los neurólogos querrían averiguar dónde está la lesión, mientras que los lingüistas desearían averiguar la afectación en la estructura del lenguaje humano. Conocer el establecimiento de las bases neurológicas del lenguaje es un aspecto fundamental que se ha venido desarrollando desde cuatro perspectivas básicas.

La primera de las perspectivas recoge argumentos procedentes de estructuras lingüísticas y psicolingüísticas en favor de estructuras neurales y relaciona lenguaje y cerebro centrándose en los rasgos de la estructura del lenguaje y en la psicología del uso lingüístico (Langacker, 2014). Esta relación sostendría que el cerebro está estructurado y funciona de una determinada manera en relación con el lenguaje (Caplan, 1992). Sin embargo, a pesar de que hay partes del cerebro que muestran una clara función lingüística, es difícil plantear sugerencias específicas sobre la organización neural.

La segunda orientación aglutina los argumentos procedentes de la estructura y la función neural en favor de la naturaleza y el procesamiento neural del lenguaje teoriza a partir de lo que se conoce sobre el cerebro. A partir de este conocimiento, se han razonado explicaciones sobre la naturaleza de la organización, desarrollo y uso del lenguaje. Sin embargo, estos argumentos no siempre son del todo certeros.

Una vez expuestos —brevemente— los enfoques anteriores, resulta lógico pensar que pudiera surgir un modelo "mixto" que aunara ambos. Así pues, la tercera perspectiva agrupa los argumentos procedentes de estructuras paralelas. Sin duda, en muchas ocasiones es artificial trazar fronteras inquebrantables entre las distintas perspectivas, enfoques, teorías… (González Álvarez, 2007). Por ello, este argumentario se centra en desarrollar un análisis de conjunto para resaltar paralelismos.

Mientras que el primer enfoque se centraría en explicar que la "necesidad" crearía el sistema cerebral o la "función" cerebral, el segundo declararía que esa "función" ya estaría determinada por una parte específica del cerebro (ejemplo, área de Wernicke). Frente a ellos, este tercer enfoque funcionaría como un punto intermedio entre ambos. Se considera que hay áreas del cerebro que poseen propiedades específicas y otras que se especializan por la "necesidad" en el cerebro humano en comparación con el cerebro animal. Geschwind (1965) habla, por ejemplo, del lóbulo parietal inferior del ser humano, que conecta con áreas de asociación que están relacionadas con la visión, el tacto o la audición, mientras que en resto de especies estas áreas de asociación conectarían con una zona más elemental del cerebro. Según esta argumentación, existe un paralelismo entre la estructura del lenguaje y la estructura cerebral que indica como están ambos relacionados.

Finalmente, la cuarta perspectiva se relaciona con los análisis de los resultados de lesiones cerebrales, y es el enfoque que más atención ha recibido. De hecho, actualmente se considera el más común e importante a la hora de relacionar lenguaje y cerebro. El análisis de los efectos que tienen sobre el lenguaje las lesiones cerebrales de origen natural ha sido una de las formas sistematizadas para sacar conclusiones válidas y contrastadas de la relación lenguaje-cerebro y sigue siendo el método central para averiguar sobre esta relación (Poeppel, 2017). A continuación, se exponen cinco técnicas de estudio habituales en este enfoque:

(a) La estimulación cortical del cerebro: a partir de diversas investigaciones de los años 70, se desarrolló la idea de que la estimulación eléctrica de partes de la corteza cerebral podía ocasionar movimientos y se planteó si esto fuese replicable con el habla. Aunque descubrieron que la estimulación eléctrica no producía el habla, lo que sí se puso de relieve es que la detenía (Obler y Gjerlow, 2000) y a pesar de que no se comprende completamente el motivo de la detención del habla, u otros efectos adversos, el hecho de que la estimulación distorsione el funcionamiento lingüístico implica que la manera con la que podemos utilizar esta técnica para penetrar en las relaciones lenguaje-cerebro es a través de los déficits y de la localización funcional de pacientes con lesiones reales. Por lo tanto, se puede afirmar que la estimulación eléctrica del cerebro ha aportado, al menos hasta la fecha, poca información al tema que nos ocupa.

(b) El registro de los correlatos neurofisiológicos del lenguaje. Este método se centra en el análisis y registro de la actividad eléctrica de nuestras neuronas (células cerebrales) generalmente *in vivo*. No obstante, por motivos éticos, en relación con el lenguaje la mayoría de los estudios se centran en la medición de "potenciales relacionados con eventos" (PRE); estos son registros de la actividad eléctrica del cerebro obtenidos a través de la estimulación continua de las vías sensoriales o el procesamiento de la información en situaciones específicas. Esta actividad consiste en pequeños cambios o fluctuaciones de voltaje que ocurren con alta resolución temporal (milésimas de segundo) y es el resultado de la actividad sináptica sincronizada de grandes poblaciones de neuronas (Terol et al., 2014). La gran ventaja de los PRE es que puedes conocer en tiempo real lo que ocurre en el momento de presentar el estímulo y la respuesta que este provoca (Kotchoubey, 2006).

(c) Presentación lateralizada de un estímulo: mientras que las dos técnicas anteriores deben desarrollarse en entornos de laboratorio con aparatos especializados, esta técnica es sencilla y no requiere de un soporte tecnológico importante. Consiste en la presentación de un estímulo (por ejemplo, una palabra) en uno u otro campo visual de forma aleatoria, a una distancia del punto de fijación de entre 1 y 20 grados del ángulo visual y por un tiempo inferior a 250 milisegundos (Ortells y Tudela, 1992). Así, en el caso de sujetos sin patologías, se ha empleado habitualmente esta técnica, presuponiendo que bajo ciertas condiciones y dada la organización anatómica los estímulos presentados, estos se deben interpretar de una manera específica. Por ejemplo, los estímulos presentados en un hemicampo visual tienen que ser analizados por el hemisferio cerebral contralateral (Loeches Alonso et al., 2004). Pero, solo como ejemplo, ¿qué ocurriría con un paciente callosotomizado por una epilepsia? La respuesta a esta pregunta se puede observar en la figura 2:

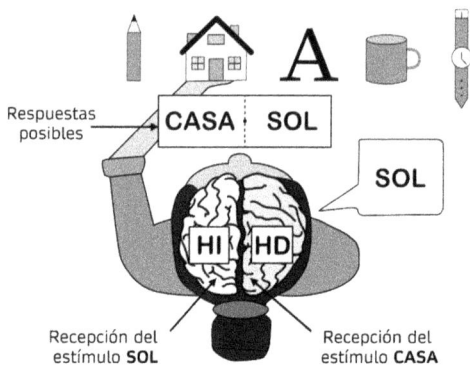

Figura 2: Presentación lateralizada de estímulos ante un sujeto callosotomizado.

Como veremos a lo largo de este libro, el control sobre el cuerpo es contralateral (el hemisferio derecho controla la parte izquierda del cuerpo y viceversa). Así, si presentamos un objeto en el campo visual derecho, la persona podrá levantar el objeto y contestar verbalmente —como iremos descubriendo en este tema, el hemisferio izquierdo es el encargado, de forma fundamental, del lenguaje—. Sin embargo, como ocurre en la figura anterior, si el objeto está en el campo visual izquierdo, el hemisferio derecho puede dar la orden de levantarlo con la mano izquierda, pero no podrá responder verbalmente o lo hará de forma incorrecta.

(d) Anestesia en un hemisferio: a través del denominado *Test de Wada*, se puede estudiar la lateralización hemisférica y localizar los centros del lenguaje y la memoria. Se realiza a través de una inyección intracarotídea con un medicamento denominado amital sódico con el fin de "dormir" uno de los dos hemisferios. Su duración aproximada es de quince minutos. Durante esta prueba, el paciente no puede hablar y en los minutos siguientes habla como si se tratara de un paciente afásico (Obler y Gjerlow, 2000).

INTRODUCCIÓN

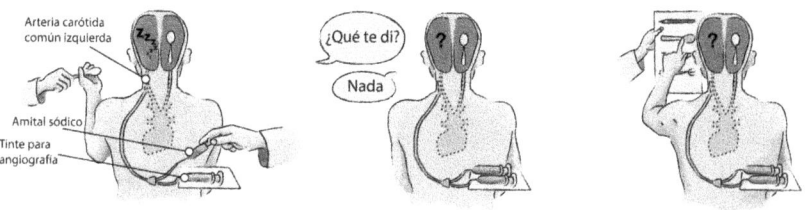

Figura 3: Test de Wada.
Fuente: Basado en Lopera (2019)

(e) Técnicas de neuroimagen y escáner metabólico: mediante un escáner tomográfico de emisión de positrones (PET) se pueden medir variaciones del flujo sanguíneo mediante el empleo de sustancias radioactivas que actúan como contraste. Un aumento en el flujo sanguíneo se relacionaría con una mayor demanda metabólica y, por lo tanto, con un incremento en la actividad neuronal. Lo que significaría que las áreas que requieren de ese mayor flujo están implicadas en el procesamiento analizado.

Llegados a este punto, en este apartado se tratará, de forma introductoria, las bases neuropsicológicas de las dificultades y trastornos del lenguaje desde una perspectiva amplia.

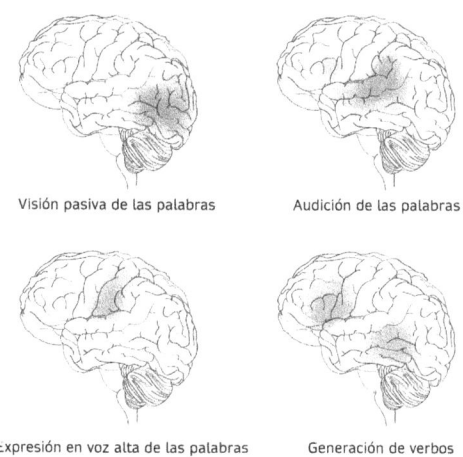

Figura 4: Imágenes TEP de la sensación y el habla.
Fuente: basada en Borregón Sanz y González Calvo (2009, p. 38)

1.2. El cerebro

Como es sabido, el sistema nervioso está compuesto por el sistema nervioso periférico (SNP) y el sistema nervioso central (SNC). Este último está formado por la médula espinal y el cerebro. El cerebro es el órgano que realmente nos interesa en este apartado, dado que en él se encuentran diversas áreas encargadas del lenguaje.

Ambos sistemas nerviosos (central y periférico), se encargan de controlar la condición corporal, enviando mensajes, a través de conjuntos de células que conforman los nervios, dirigidos a los distintos órganos y a los músculos.

En el caso del SNC esas células son las que conocemos como neuronas.

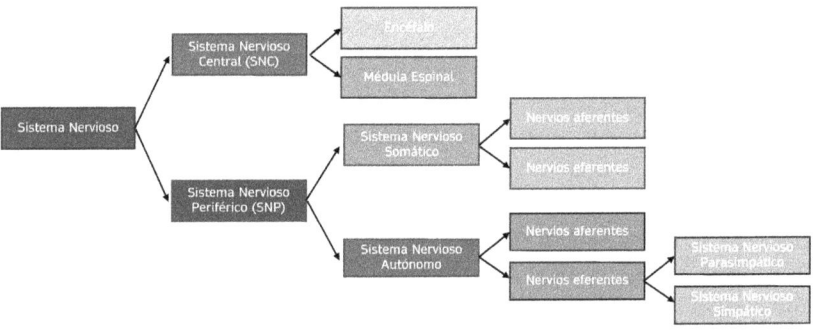

Figura 5: Divisiones del Sistema Nervioso.
Fuente: Pinel (2001, p. 60)

Tal y como mantiene Pinillos (1975), la neurona es la unidad básica del sistema nervioso. Estas son diversas según la zona del sistema nervioso en la que se ubiquen. No obstante, para poder considerar las neuronas como tal estas deben tener formas concretas. "Todas las neuronas, o su inmensa mayoría, son células de aspecto complicado, con largas prolongaciones que surgen de una zona celular más dilatada que contiene el núcleo de la célula y una parte del citoplasma íntimamente relacionada con el núcleo" (Anadón Álvarez, 1995, p. 16).

Así, una neurona (figura 6) está compuesta por las siguientes partes (Melo Florián, 2011; Torres Durán, 2013): cuerpo celular, dendritas, axón, terminales presinápticos. El cuerpo celular, pericarion o soma tiene forma esférica o piramidal, alberga el núcleo y la maquinaria bioquímica necesaria para la síntesis de proteínas, neurotransmisores y otras moléculas. Las dendritas son expansiones que se ramifican dando a la neurona aspecto de árbol y son las encargadas de recibir señales. El axón (también conocido como cilindroeje envuelto en mielina) es una extensión del cuerpo celular que facilita la transmisión de las señales para que puedan viajar a otras neuronas. "El axón difiere de las dendritas en que es más largo y delgado y presenta un modelo de ramificación distinto, ya que mientras las ramificaciones de las dendritas tienden a agruparse en torno al cuerpo de la neurona, los axones se ramifican en su extremo" (Melo Florián, 2011, p. 10). Por último, los terminales presinápticos o botones terminales son una continuación del axón el cual se dilata en la región de la sinapsis para crear una estructura conocida como botón terminal. Una vez que un impulso eléctrico alcanza el botón terminal, algunas de las vesículas sinápticas se desplazan hacia el espacio o hendidura sináptica, que separa al axón de una dendrita diseñada para recibir la información química.

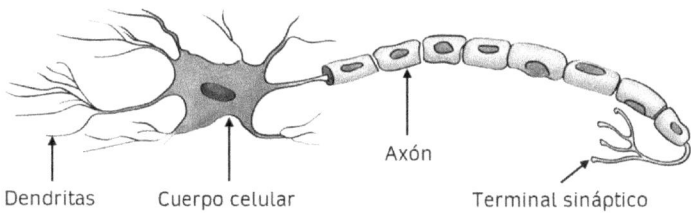

Figura 6: Neurona.

Esta recepción y envío de información se realiza a través de impulsos nerviosos denominados sinapsis, que se trataría de un impulso que "recorre a la célula por lo largo de su axón cuyo extremo se comunica con neuronas adyacentes que reciben el mensaje transmitido" (Torres Durán, 2013, p. 44). En una sinapsis (Figura 7) se distingue la zona presináptica (lugar de producción y almacenaje de las sustancias químicas que se envían a través del impulso nervioso al componente postsináptico, es decir, los neurotransmisores). El lugar donde se liberan los neurotransmisores es conocido como espacio o hendidura sináptica y la membrana postsináptica que corresponde a una superficie dendrítica de las neuronas adyacentes (Castilla Valcárcel, 2003).

DIFICULTADES LINGÜÍSTICAS Y SUS BASES NEUROLINGÜÍSTICAS

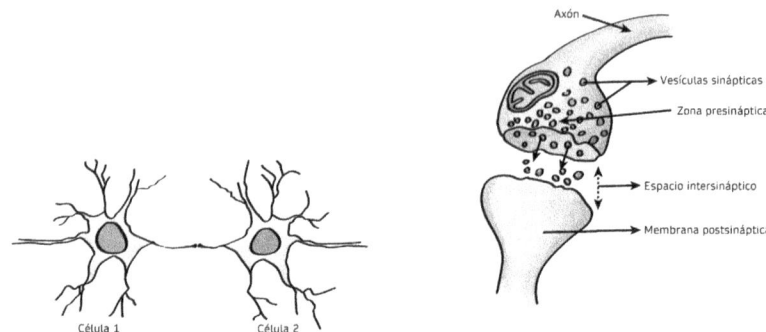

Figura 7: Sinapsis.

Esta comunicación (sinapsis) puede ser eléctrica o química. En el primer caso, el mensaje sale por el conducto que comunica ambas neuronas, ofrece menos resistencia que los canales iónicos y la información es bidireccional (Figura 8). En el segundo, hay tanto acciones excitatorias como inhibitorias y se trata de señales unidireccionales (Figura 9).

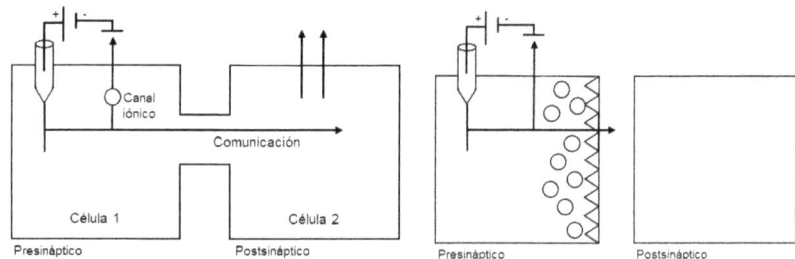

Figura 8: Sinapsis eléctrica.   **Figura 9:** Sinapsis química.

A continuación, vamos a estudiar con más detalle el sistema nervioso central. Este, como ya se ha indicado, está formado por la médula espinal (está ubicada en su parte inferior y tiene la tarea de enviar impulsos entre el cerebro y el sistema nervioso periférico) y por el encéfalo. En el encéfalo se pueden distinguir las siguientes estructuras (figura 10):

- Encéfalo anterior o prosencéfalo: se trata de la sección del encéfalo que se desarrolla en la fase embrionaria (Castilla Valcárcel, 2003; Palomero Domínguez et al., 2000). Está formado por (1) el diencéfalo (representado

por núcleos grises y núcleos estriados) y este, a su vez por el tálamo y el hipotálamo. El primero recibe la información que se dirige al cerebro desde la corteza y la médula y recibe fibras nerviosas. Asimismo, filtra la sensación, suprime impulsos poco intensos o recurrentes y transforma y categoriza las sensaciones en gratas y ingratas. También, se ocupa de la habilidad para concentrarse y prestar atención, así como de la memoria. (Fernández Guinea y López-Higes Sánchez, 2005). Por su parte, el hipotálamo es el centro superior del sistema vegetativo. (2) El telencéfalo que es quien inicia la actividad motora voluntaria, procesa las señales sensoriales y participa en procesos cognitivos complejos como, por ejemplo, el aprendizaje, el lenguaje o la resolución de problemas (Pinel, 2001).
- Encéfalo medio o mesencéfalo: se trata de la sección superior del tronco del encéfalo. Incluye fibras sensitivas que van desde el tronco del encéfalo hasta la corteza cerebral, y fibras motoras que van desde la corteza motora hasta la médula espinal y los núcleos motores. (Snell, 2007). Asimismo, está formado por el téctum y el tegmentum (Pinel, 2001).
- Encéfalo posterior o rombencéfalo: es la porción que rodea al cuarto ventrículo cerebral. Está compuesto por el mielencéfalo, que abarca el bulbo raquídeo y las vías que llevan señales del cerebro al resto del cuerpo (Liem, 1985), y el metencéfalo. El metencéfalo está constituido por el cerebelo y el puente de valorio. El cerebelo se encarga de la función reguladora del movimiento; además, rectifica y organiza el movimiento global, y armoniza la acción de los músculos voluntarios ajustando su tono y preservando el equilibrio.

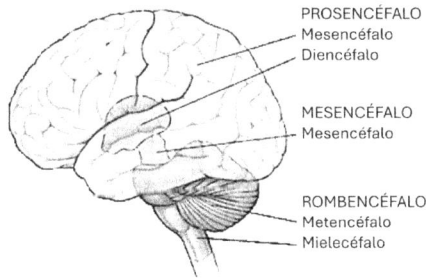

Figura 10: División del encéfalo.
Fuente: Pinel (2001, p. 74)

1.2.1. Áreas específicas del cerebro para el procesamiento del lenguaje

A finales del siglo XIX se hallaron las áreas de Broca y Wernicke, basándose en las observaciones realizadas en pacientes con alteraciones del habla. En el caso del área de Broca, esta "no tiene una delimitación citoarquitectónica, topográfica o fisiológica estricta, comprende el área 44 de Brodmann y su anillo circundante compuesto por las áreas 45, 47, 12 y 6" (Fernández Guinea y López-Higes Sánchez, 2005, p. 13). Así, esta región se ocupa de la programación y organización fonológica, morfológica y en la formulación y establecimiento de dependencias sintácticas. En contraposición a la anterior, el área de Wernicke se enfoca en entender el lenguaje tanto articulado como no articulado (Fajardo Uribe, 2008). Asimismo, tampoco presenta unos límites precisos, pero englobaría el área 22 y las adyacentes de corteza heteromodal (37, 39 y 40). Esta región es "responsable del análisis de los estímulos auditivos, la concatenación fonológica, la constitución de las representaciones multisilábicas y el acceso al léxico" (Fernández Guinea y López-Higes Sánchez, 2005, p. 14). En la figura 11 se aprecian las áreas de Brodmann.

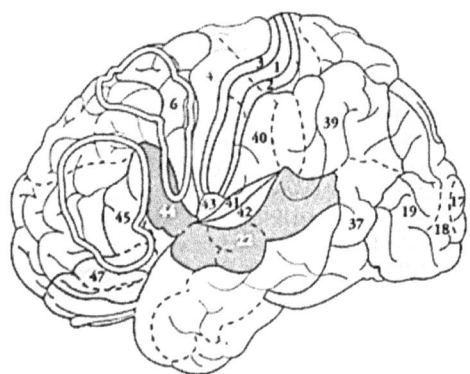

Figura 11: Áreas de Brodman.
Fuente: Fernández Guinea y López-Higes Sánchez (2005, p. 13)

El resto de las zonas se descubrieron más recientemente y se localizaron mediante imágenes de carácter neurodiagnóstico, que posibilitan la observación del funcionamiento cerebral. Apoyándose en estas, se han expuesto varios procesos llevados a cabo por los cerebros de pacientes conscientes o en estado de vigilia, a los que se les ha pedido realizar una actividad específica o visualizar que la realizan, con el objetivo de observar las áreas cerebrales que se iluminan frente a las funciones requeridas. De estas zonas, destacamos las siguientes (Fernández Guinea y López-Higes Sánchez, 2005):

- Área motora: en el área 4 de Brodman se encuentra la prolongación del espacio destinado al manejo motor del mecanismo oral y de la mano, que favorece una coordinación ágil y exacta.
- Área motora suplementaria: ocupa las áreas 6, 8, y 44 de Brodman. Es la encargada de desencadenar la actividad motora y participa en la regulación de los movimientos secuenciales, como sería el habla.
- Área frontal premotora asociativa: formada por las áreas 45, 46 y partes de la 47 y 9 de Brodman. Es un área relacionad con el área de Broca y el área motora suplementaria. Realiza la síntesis de los estímulos sensoriales provenientes de todo el cerebro y de su coordinación.
- Ínsula o Isla de Reil (figura 12): participa en el desarrollo de la programación motora requerida para la generación del habla.

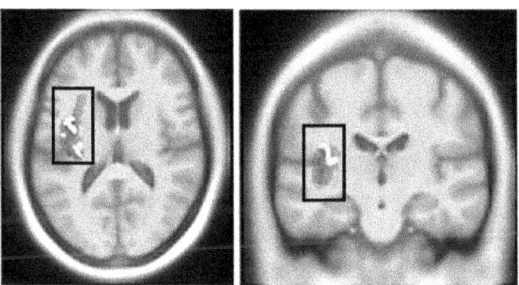

Figura 12: Ínsula izquierda.
Fuente: Brosey y Woodward (2017, p. 129)

- Área de recepción sensorial primaria: esta área comprende las áreas 1, 2 y 3 de Brodman. Esta región está implicada en aspectos relacionados con la lectoescritura del Braille como la presión y el tacto. Asimismo, da respuesta a la configuración del habla y la audición.
- Área de recepción auditiva primaria: está conformada por las áreas 41 y 42 de Brodman. Se encarga de transmitir los estímulos auditivos hasta la zona donde se analizan.

- Áreas de recepción visual primaria y asociativa: Se tratan de las áreas 17, 18 y 19 de Brodman. Analizan los estímulos visuales procedentes de la retina. Por lo tanto, están implicadas en el reconocimiento visual de las letras.
- Fascículo arqueado (figura 13): controla los músculos del aparato glosofaríngeo.

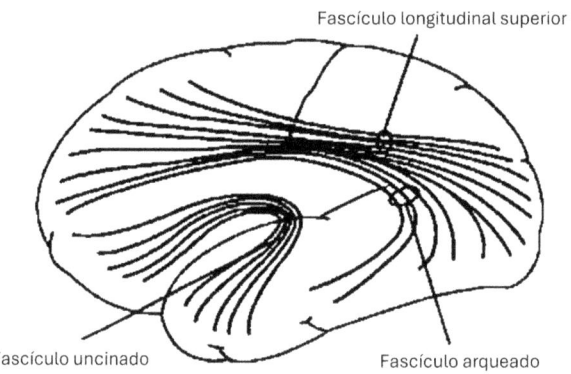

Figura 13: Fascículo arqueado.
Fuente: Mocelin Fonseca y Pedroso Moraes Feltes (2018, p. 170)

Diversas investigaciones postmortem de cerebros han revelado una disminución en el tamaño y la morfología de las neuronas en varias áreas, como la corteza prefrontal, la temporal, el hipocampo y la amígdala, en pacientes que presentaron alteraciones en su capacidad de juicio o razonamiento (Fajardo Uribe, 2008). Estos pacientes han visto comprometidas su aptitud para planificar y recordar secuencias de palabras, así como también tienen dificultades al formar oraciones. Estas modificaciones en las estructuras cerebrales concuerdan con personas que en vida sufrieron transformaciones conductuales notables, especialmente en aquellos diagnosticados, por ejemplo, de esquizofrenia, bipolaridad o depresión, trastornos que, entre otros síntomas, exhiben, como indica Fajardo Uribe (2008) actitudes de evitación y aislamiento. Por tal motivo, es lógico que estas personas expresasen cuando vivían que sus discursos carecían de relevancia, ya que a menudo no lograban encontrar las palabras adecuadas para comunicar lo que deseaban expresar.

1.3. El rol del cuerpo calloso en relación con el lenguaje

El cuerpo calloso tiene la responsabilidad de separar el hemisferio derecho del izquierdo. No obstante, también es el que facilita la conexión entre ambos y, por ende, posibilita que el cerebro opere como una única unidad. El sistema límbico se ubica bajo el cuerpo calloso. Por lo tanto, se podría decir que el cerebro humano representa la combinación de 'dos mentes'. Cada uno de sus hemisferios representa el reflejo del otro (desde una perspectiva física) y, si uno de ellos se perdiera o dañara en los inicios de la vida, el otro podría tener la capacidad de adoptar y desempeñar las funciones de ambos.

No obstante, cada hemisferio cerebral posee sus formas particulares de procesar la información y sus propias habilidades (Carter, 2002). Por lo tanto, se vinculan mediante una banda de fibras (cuerpo calloso) que permite la comunicación entre ambos. La información que recibe uno de los hemisferios se hace accesible para el otro de manera casi inmediata, y sus reacciones son perfectamente coordinadas generando una percepción del mundo continua y unificada.

Específicamente, el tercer medio del cuerpo calloso se relaciona con los lóbulos temporales (derecho e izquierdo) y el lóbulo parietal. Asimismo, participa en el proceso del lenguaje. (Ferré Veciana y Aribau Montón, 2014) a través del ejercicio de la escucha estereofónica, durante los procedimientos de descodificación y codificación en las áreas temporales o en la adición de percepciones en el registro de los lóbulos parietales.

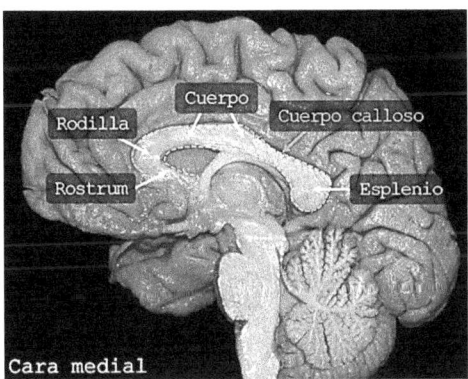

Figura 14: División del cuerpo calloso.
Fuente: Rodríguez (2019)

1.3.1. Interacciones del cuerpo calloso con las distintas áreas cerebrales

Es fundamental contar con un cuerpo calloso que combine la información de ambos hemisferios y nos permita desarrollar ideas. El cuerpo calloso transforma tanto el lenguaje oral como el lenguaje escrito, convirtiéndolos en herramientas para reconocer nuestro medio, aprender, comunicarnos y reflexionar. La interacción entre los hemisferios es lo que nos permite construir el lenguaje y dar sentido a lo que escuchamos. Además, también genera una respuesta que utilizamos para interactuar con quienes nos rodean. Por otro lado, la habilidad de codificar requiere la presencia de dos estructuras funcionales bien desarrolladas y activadas. A continuación, figura 15, se puede examinar la imagen del cuerpo calloso para examinar las diversas interconexiones con las zonas del cerebro y sus correspondientes lazos con el aprendizaje, especialmente en lo que se refiere al lenguaje.

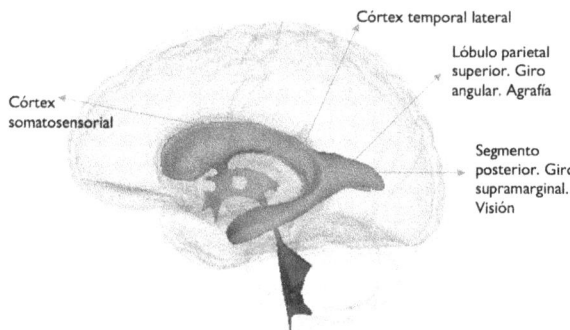

Figura 15: distribución.
Fuente: modificada de Rodríguez (2019)

1.3.2. Dificultades y trastornos del lenguaje

Es esencial garantizar que durante los primeros seis años de vida, el infante desarrolle adecuadamente la función de ambos oídos, así como las vías auditivas y la actividad de las áreas encargadas de la codificación y asociación. Si un niño muestra tendencia al bloqueo, es probable que enfrente dificultades en la discriminación y la producción del habla. El desarrollo del lenguaje puede ocurrir a ritmos variados y de manera más lenta. Por ello, un menor menor de tres años podría experimentar problemas de habla por pequeños desajustes neurofuncionales, patrones de relación familiares o simplemente por inmadurez.

El auge del lenguaje ocurre entre los tres y seis años (Guibourg García, 2000). En estos años surge la conciencia diferenciada de uno mismo así como la lateralización de las funciones y el desarrollo de la dominancia hemisférica gracias a que determinadas áreas, como el área de Broca, se activan. Esto facilita la creación de esquemas de frases con pares de unidades léxicas y el uso de verbos y partículas de cohesión.

La estimulación del cuerpo calloso y la interacción entre hemisferios le facilita la creación y uso de verbos y partículas de cohesión y discriminación. Desde esta perspectiva, se ha de asumir que el lenguaje presenta una función multifactorial y que los problemas del lenguaje pueden ser respuesta de alteraciones de la lateralidad (lateralidad cruzada), dificultades en la adquisición del ritmo, trastornos de la escucha, etc. (Ferré Veciana y Aribau Montón, 2002). A esto se suma que a los cinco o seis años, podrían presentarse problemas para captar, incorporar y estructurar correctamente la secuencia de los sonidos, los problemas más habituales pueden ser no ordenar correctamente los sonidos al escucharlos o producirlos; presentar problemas de audición; mostrar dificultades en la conexión entre las hemisferios cerebrales; presentar inmadurez en todo lo relacionado con el ritmo cerebral; padecer un desequilibrio en la activación del cuerpo calloso o incluso tener dificultades para activar el hemisferio izquierdo. Usualmente son infantes que no han adquirido la habilidad de escucha debido a diversos problemas. Por ejemplo, otitis recurrentes, que presenten un trastorno rítmico y no hayan desarrollado una lateralidad auditiva adecuada, o incluso tratarse del síndrome de desconexión interhemisférica (Ventura, 2003).

1.4. El rol de los hemisferios cerebrales en el lenguaje: la asimetría cerebral

La diferenciación entre ambos hemisferios ha sido motivo de múltiples debates. A este respecto, basta recordar la afirmación de Bogen (1969) en la que exponía como la inteligencia sería una estructura formada por diversos conjuntos de funciones, que se clasificarían en dos categorías: las funciones y las facultades del hemisferio derecho y las funciones y facultades del izquierdo. Las del derecho serían exhaustividad, creatividad, síntesis, etc.; las del izquierdo, entre otras, estarían asociadas con la limitación de la verdad revelada. Por lo tanto, la idea de asimetría hemisférica se correspondería con las variaciones morfológicas que muestra el cerebro respecto a su morfología, su capacidad de funcionamiento y la propia sexualidad/biológica del individuo.

Además, es relevante destacar que han emergido diversas posturas y teorías al respecto. Desde una perspectiva anatómica y cognitiva, se sostiene que la presencia de dos hemisferios en el cerebro se relaciona con dos maneras de pensar distintas en cada persona, así como con diferentes estilos cognitivos al enfrentarse a problemas (Fajardo Uribe, 2008). Por ejemplo, se argumenta que quienes tienden a adoptar enfoques verbales o analíticos para la resolución de problemas manifiestan una inclinación marcada hacia el hemisferio izquierdo; en cambio, aquellos que optan por métodos espaciales o holísticos suelen tener una disposición hacia el uso del hemisferio derecho. Esta diferenciación entre los hemisferios izquierdo y derecho se revela en aspectos como la percepción, la memoria, los estilos de aprendizaje, la organización de los eventos y también en la personalidad. El hecho de ser varón o mujer, desde una perspectiva sexual/biológica, nos plantea una diferencia en el tipo de 'cableado' cerebral que lleva a que cada uno desarrolle tareas de forma distina.

1.4.1. Hemisferio izquierdo

Como explica Fajardo Uribe (2005), este hemisferio se distingue por su habilidad para calcular y comunicarse, ya que en este se encuentra la capacidad del lenguaje. Asimismo, tiene la habilidad de planificar y llevar a cabo planes complejos, es memorístico, analítico, lógico, racional, minucioso, preciso y sensible al tiempo, y conserva los nombres de los objetos y posee la habilidad de expresar, aunque no experimentar, las emociones.

Este hemisferio, además, tiene como tarea principal la presentación racional de su contexto y su relación con el mundo exterior. Se le reconoce como el hemisferio dominante debido a su habilidad para transmitir, conversar, decodificar, escribir, relatar, e incluso reflexionar. Se encarga de crear modelos o relatos que contengan significado, ordena la información, las convicciones y las percepciones que poseemos, y las ofrece a nuestro alcance para que las empleemos en la vida cotidiana

Por lo tanto, el hemisferio izquierdo decodifica y proporciona la significación inicial del mensaje. El hemisferio derecho, por su parte, proporciona la contextualización. Igualmente, interconecta la memoria de los acontecimientos vividos y genera el significado para que nuestro comportamiento oral o motor pueda ser comprensivo, coherente y flexible.

1.4.2. Hemisferio derecho

De acuerdo con Fajardo Uribe (2005), el hemisferio derecho es emocional, trata las cuestiones de forma más integral, está más relacionado con la comprensión sensorial que con el saber intangible; conjuntamente, es encargado de las emociones de temor y de luto. Se le reconoce por entender conexiones y patrones complejos frente a los cuales se siente una falta de exactitud, posiblemente debido a la falta de lógica. El sentido de orientación se ubica en el hemisferio derecho, así como la caracterización de individuos basándose en sus características fisonómicas, igualmente identifica imágenes escondidas en un entorno complicado o identifica contornos a simple vista. Este hemisferio actúa silenciosamente, examina constantemente el ambiente para ajustarse a este. Es el responsable de focalizar la atención en una acción concreta; experimenta, en conjunto con el sistema límbico, la motivación y las emociones, aunque no puede manifestarlas; además, es un componente esencial en la imaginación.

Aunque se encuentra materia gris y materia blanca tanto en el hemisferio izquierdo como en el derecho, la materia gris está particularmente presente en la corteza cerebral y la sustancia blanca se ubica bajo la corteza (Fajardo Uribe, 2008). No obstante, la disposición de estas dos sustancias es desigual en el cerebro, la sustancia gris se ubica, principalmente, en el hemisferio izquierdo y la sustancia blanca en el derecho. La causa de esta asimetría podría radicar en que, en el entramado neuronal del hemisferio izquierdo es considerablemente más denso que en el derecho y sus conexiones son considerablemente más tupidas. Esto permite a la persona ejecutar tareas que requieran mayor precisión y conexiones veloces entre células que desempeñan funciones parecidas (Fajardo Uribe, 2008).

En el hemisferio derecho, en cambio, la presencia de materia blanca permite la existencia de axones y dendritas más largas que las del hemisferio izquierdo. Por ende, las conexiones neuronales son más extensas y, en consecuencia, se vinculan múltiples módulos cerebrales simultáneamente. La extensión de sus conexiones permite entender por qué las ideas desarrolladas en el hemisferio derecho son extensas y polifacéticas, pero difusas; en cambio, las ideas desarrolladas en el hemisferio izquierdo son exactas, minuciosas y analíticas (Fajardo Uribe, 2008).

Tabla 1: Hemisferio derecho vs. Hemisferio izquierdo

Hemisferio izquierdo	Hemisferio derecho
Participa en la detección y estudio de los fonogramas	Entiende, recibe y analiza la cadencia, la armonía, la musicalidad y la emoción del mensaje.
El lenguaje simbólico decodifica los diagramas gráficos	Ofrece la percepción general de lo que se ha leído
Decodifica la interpretación fonética y analítica	Analiza lo decodificado ya que contextualiza, vincula y amplía
Participa en la interpretación fonética	Participa en la interpretación ideográfica, como ocurre en el chino o japonés

Como se ha ido indicando, para la mayoría de las personas, las actividades del lenguaje se localizan en el hemisferio izquierdo del cerebro. Por lo tanto, se podría entender que las habilidades lingüísticas que se cree que pertenecen al hemisferio derecho del cerebro son únicamente secundarias. Sin embargo, este puede afectar a importantes componentes del lenguaje, impidiendo, por ejemplo, su uso en contextos apropiados. Por su parte, los daños en el hemisferio izquierdo afectarían a la capacidad del lenguaje pudiendo contribuir a la rehabilitación, conduciendo a mejores resultados en el tratamiento del trauma en los infantes.

Las funciones básicas asociadas al hemisferio derecho del cerebro son las siguientes. En relación con la prosodia, si el hemisferio derecho está dañado, el sonido suele ser plano y monótono dando un lenguaje irregular o disprosódico. Por lo que respecta a los usos figurados, una de las habilidades lingüísticas que permite la interpretación de metáforas, proverbios y oraciones figurativas que emplean dobles significados proviene del hemisferio derecho. Por tanto, una lesión en este hemisferio, habitualmente, hace difícil comprender este tipo de significado. En cuanto a las interpretaciones emocionales, para entender y enunciar las emociones, el hemisferio derecho es fundamental. Por lo tanto, sus lesiones pueden evitar reconocer correctamente la mímica, las expresiones faciales o las señales de entonación que acompañan al contenido lingüístico del interlocutor; además, desaparecería el sarcasmo. Por lo que se refiere a la fluidez, en el caso de que la lesión se localice en el hemisferio derecho se perciben alteraciones de la fluidez, con excesivo detalle y contenido no formal muy restringido. Además, en lo referente a los trastornos de la fluidez verbal, el daño al área motora del hemisferio derecho puede provocar dificultad para hablar, habla lenta o cambios en la calidad de la voz. Finalmente, respecto a los trastornos lectoescritores, el hemisferio derecho puede ser definido como el hemisferio espacial, ya que ayuda a formar un marco visual-espacial apropiado para las actividades lectoescritoras. Así, su daño puede provocar cambios en la percepción visual, reduciendo su eficiencia.

1.5. Otras áreas cerebrales relacionadas con los déficits lingüísticos

Según Webb et al. (2010), muchas áreas del sistema nervioso central están involucradas en el procesamiento del lenguaje. Estas áreas, desde el tronco encefálico hasta la corteza cerebral, trabajan de manera integrada a través de múltiples sistemas funcionales estrechamente vinculados al hemisferio izquierdo del cerebro. Distinguimos dos tipos de estructuras que organizan el lenguaje los componentes corticales (correspondientes al área receptiva y expresiva) y extracorticales.

Las áreas del lenguaje localizadas en el hemisferio izquierdo y que podrían definirse como los componentes corticales son: el área prefrontal, el área de Broca, el área de Wernicke, el área motora primaria, la circunvolución de Heschl, la circunvolución supramarginal y angular y la corteza visual asociativa.

En relación con la zona del lenguaje comprensivo se encuentra el lóbulo temporal se encuentran las zonas de Heschl y Wernicke. El giro de Heschl es responsabilidad del área auditiva primaria, que procesa la recepción de palabras, que luego son recopiladas y cifradas en las áreas multimodales del lóbulo temporal (Guyton y Hall, 2021). En el área de Wernicke, ubicada en la región posterior superior del lóbulo temporal izquierdo, se interpreta el significado del lenguaje hablado y escrito efectuando un análisis fonológico y semántico que convierte la información auditiva en palabras. El lóbulo occipital facilita el reconocimiento visual de las representaciones lingüísticas, maneja las impresiones visuales que participan en los procesos de lectura y escritura. El córtex visual asociativo se encarga del análisis perceptual de las palabras, tanto escritas como leídas. El lóbulo parietal integra estímulos visuales y auditivos. Presenta dos áreas de gran relevancia para el lenguaje.

La circunvolución suprasegmental y la circunvolución angular desempeñan conjuntamente la función de combinación multimodal de la información sensorial. Permiten la comprensión del lenguaje lecto-escritor.

El área expresiva se encuentra en la zona frontal del cerebro, en el lóbulo frontal, y es responsable de estimular el lenguaje y la pronunciación en el habla y la escritura. Aquí se encuentra el origen de la iniciativa que desarrolló todo tipo de escritura y las actividades de lenguaje expresivo. En primer lugar, el área prefrontal que está especializada en métodos motivacionales del lenguaje que permite crear estrategias para iniciar la comunicación verbal o escrita. El área de Broca es donde se desarrollan las actividades motoras necesarias para la completa expresión oral y escrita. Además, organiza la actividad de los músculos involucrados en el habla y la escritura. Por último, la corteza motora primaria está situada frente a la cisura central. Sigue órdenes producidas por la corteza premotora y las áreas prefrontales. Es la encargada de iniciar los movimientos vocales para pronunciar palabras y dirigir la escritura.

Las estructuras asociadas con la actividad de los componentes extracorticales se encuentran en la sustancia blanca y gris; el cerebelo (encargado de la coordinación de la fluidez de los movimientos del lenguaje tanto hablado como escrito); y el tronco cerebral (se encarga de proporcionar al cuerpo el nivel de alerta necesario para activar el lenguaje a través de los centros de formación reticular). Una de sus tareas es la de crear fluidez y precisión en el desarrollo del lenguaje. Hay que tener en cuenta que "cualquier lesión tanto a nivel cortical como subcortical ocasiona importantes problemas a la hora de poder producir y comprender el lenguaje limitando de forma importante la comunicación" (Garayzábal-Heine, 2009, 137).

1.6. Lesiones cerebrales: principales causas

En muchas ocasiones, el déficit lingüístico surge por una lesión cerebral. Como veremos a continuación, las causas principales son los tumores, los trastornos cerebrovasculares, traumatismos, infecciones, etc. (Pinel, 2001)

Los tumores cerebrales son una masa de células que crecen de forma independiente al resto del organismo. En casi todas las ocasiones se trata de meningiomas (tumores entre las meninges). El 10 % de los tumores no surgen en el cerebro, sino que son de otras partes del cuerpo que se infiltran en el cerebro (metástasis).

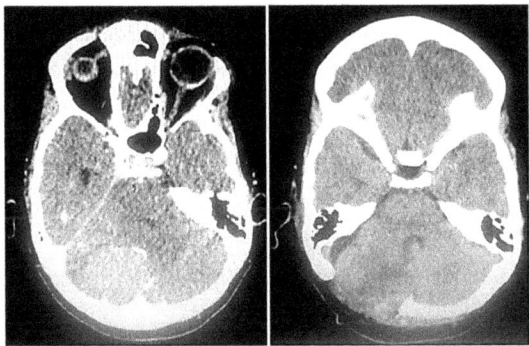

Figura 16: Tomografía axial computarizada preoperatoria-posoperatoria de un meningioma incidental del tenorio.
Fuente: Lacerda Gallardo et al. (2020, p. 2)

Los trastornos cerebrovasculares de inicio repentino provocan una lesión cerebral que puede incidir en el lenguaje. Las causas por las cuales en el cerebro hay una zona de tejido muerto (o que se está muriendo) pueden ser un infarto o una isquemia cerebral. Los infartos pueden provocar un derrame cerebral (rotura de un vaso sanguíneo y consecuente daño del tejido nervioso colindante). Las isquemias cerebrales, en cambio, suelen estar causadas por una trombosis (formación de un tapón que impide que la sangre fluya).

Cualquier golpe en la cabeza debe ser tratado con precaución. Los golpes en la cabeza que no provocan ninguna perforación se denomina traumatismo craneoencefálico cerrado y pueden producirse por una contusión que puede provocar un hematoma (coágulos de sangre en el tejido cerebral). Estas contusiones, en muchas ocasiones, se producen en el lado contrario a donde se generó el golpe (esto se denomina contragolpe).

Una infección cerebral provoca una inflamación denominada encefalitis. Las infecciones pueden ser bacterianas, lo que provoca bolsas de pus en el cerebro o virales. De estas, existen las neurotrópicas (afectan al tejido nervioso) o pantrópicas (afectan al tejido nervioso, pero no de forma preferente).

El sistema nervioso puede dañarse por estar expuesto a sustancias químicas tóxicas. Por ejemplo, el mercurio o el plomo. A esto es lo que llamamos neurotoxinas. La muerte celular programada (también conocido como apoptosis) es la que ocurre por la activación de un programa genético de suicidio de la célula. Las neuronas mueren fundamentalmente dos maneras "pueden matarse activamente a sí mismas mediante apoptosis, o pueden morir pasivamente por lesiones, proceso denominado necrosis" (Pinel, 2001, p. 167).

1.7. Recapitulación

Este primer capítulo se encarga de sentar las bases sobre uno de los conceptos fundamentales de esta monografía: la *neurolingüística*. Es decir, la relación existente entre los mecanismos cerebrales y todo aquello que facilita el proceso de comprensión y producción del lenguaje.

En primer lugar, se han explicado las cuatro perspectivas básicas desde donde se han establecido las bases neurológicas del lenguaje: (1) argumentos procedentes de estructuras lingüísticas y psicolingüísticas en favor de estructuras neurales; (2) argumentos procedentes de la estructura y la función neural en favor de la naturaleza y el procesamiento neural del lenguaje; (3) argumentos procedentes de estructuras paralelas y (4) análisis de los resultados de lesiones cerebrales. Esta última perspectiva es la que más atención ha recibido por parte del mundo científico, ya que muestra, de forma directa, los efectos que tiene una lesión sobre el lenguaje a través de distintas técnicas como la estimulación cortical del cerebro, el registro de los correlatos neurofisiológicos del lenguaje o la presentación lateralizada de un estímulo.

En segundo lugar, se revisan las áreas específicas del cerebro para el procesamiento del lenguaje, así como las áreas interrelacionadas con el cuerpo calloso o el rol que ejerce cada uno de los hemisferios cerebrales, las funciones de cada uno de los lóbulos o los componentes extracorticales del lenguaje. Además, se exponen las causas más habituales de las lesiones cerebrales que pueden afectar al lenguaje.

Así, se puede concluir que la investigación que se centra en las lesiones se encuentra claramente vinculada a los componentes cerebrales y estos están directamente relacionados con las habilidades lingüísticas. Por lo tanto, se puede mantener que el lenguaje se organiza de forma modular, de manera que diferentes capacidades se desempeñan en áreas especializadas y focalizadas independientes; ahora bien, estas áreas, al mismo tiempo, se comunican entre sí para permitir la producción y comprensión del lenguaje.

2. Niveles de análisis de los trastornos del lenguaje: caracterización y taxonomía

2.1. Introducción

El lenguaje es la herramienta más importante para la comunicación humana y juega un papel básico en la formación de los pensamientos y actividades de los infantes. Estos aprenden a hablar aparentemente sin esfuerzo cuando viven en un entorno comunicativo dentro de sus núcleos familiares. Cuando se producen trastornos del lenguaje, se requieren criterios claros para poder distinguir el tipo de dificultad o trastorno y aplicar las medidas correctivas adecuadas. Existen discrepancias en el avance general de los infantes, especialmente en el desarrollo del lenguaje. A pesar de que existen algunos pasos básicos, las diferencias entre ellos pueden ser significativas. La adquisición del lenguaje en la infancia obedece a circunstancias individuales, familiares y sociales (por ejemplo, si el infante va a preescolar, es probable que esté más estimulado que el que se educa en casa).

Los trastornos del lenguaje se refieren a una sucesión de dificultades para expresar con precisión lo que una persona quiere transmitir en palabras y oraciones completas, así como para comprender lo que dicen otros. Se estima que alrededor del 5 % de los escolares tienen algún tipo de trastorno del lenguaje. Los trastornos del habla o del lenguaje son dificultades de comunicación en los que pueden verse afectadas las áreas auditivas, encargadas de la comprensión y la expresión, y las áreas motoras, encargadas del habla y la expresión oral.

2.2. Tipos de trastornos y de dificultades lingüísticas

En este apartado se analizarán las distintas dificultades y trastornos. Los diagnósticos actuales son complicados y a menudo inconsistentes y, en muchas ocasiones, como indican Artigas-Pallares y Narbona (2011) no se aplican con la misma precisión en todos los campos y estudios. Entonces alcanzamos a decir que un trastorno del lenguaje es la capacidad de recibir, comprender o expresar el lenguaje de forma atípica. Esto puede afectar todos o a parte de los componentes (fonológicos, morfológicos, semánticos, sintácticos o pragmáticos del sistema del lenguaje). Se cree que las personas con trastornos del lenguaje tienen dificultades para procesar el lenguaje o extraer la información para su almacenamiento por parte de la memoria a corto o largo plazo (American Speech-Language-Hearing Association, 1980 citado por Aram, 1991).

Por lo tanto, los trastornos del lenguaje son complicados de diagnosticar y requieren una extensa documentación. De esta forma, en este capítulo proponemos una clasificación que, aunque reconocida, no es la única existente. El objetivo es explicar los grupos más habituales para su reconocimiento y focalizarnos en la perspectiva lingüística de los trastornos. En cualquier caso, resulta necesario fijarse en el DSM-5-TR y en el capítulo de los trastornos de la comunicación, entre los que se encuentra el trastorno fonológico, la tartamudez, el trastorno de la comunicación social o el trastorno de la comunicación no especificado (como se puede apreciar, son muchos los trastornos y dificultades que el DSM-5-TR no contempla). Sin embargo, en los que sí aparecen reflejados hay una coincidencia en los siguientes aspectos:

- Los resultados de una serie de evaluaciones estandarizadas administradas individualmente del desarrollo del lenguaje receptivo y expresivo fueron significativamente inferiores a los resultados de las evaluaciones estandarizadas de las capacidades intelectuales no verbales.
- Debilidad en el lenguaje receptivo y expresivo que afecta en el desempeño académico, profesional o social.
- No cumple los criterios diagnósticos del trastorno generalizado del desarrollo (TGD).
- Si existe una discapacidad mental, una discapacidad sensorial o motora, o una discapacidad ambiental, la discapacidad del lenguaje irá más allá de la discapacidad habitualmente asociada a estos problemas.

En relación con el tartamudeo, hablaremos más adelante de él. Por lo tanto, en este momento nos detendremos en los signos de retraso del lenguaje receptivo y expresivo (Buj Pereda, 2017). El caso del mixto sería la mezcla de ambos.

En el caso del lenguaje receptivo debe llamar la atención del observador que a los quince meses, el infante no mira ni señala a personas u objetos cuando estos son nombrados. Tres meses después todavía no sigue instrucciones sencillas. En el momento de cumplir dos años el menor todavía no señala partes concretas del cuerpo. Seis meses después, a los dos años y medio, todavía no responde oralmente, pero tampoco hace gestos con la cabeza. Finalmente, a los tres años los niños todavía no siguen instrucciones de dos pasos y presentan dificultades ante las palabras de acción.

En lo que respecta al lenguaje expresivo, si atendemos al DSM-V-TR se ve como el trastorno del lenguaje expresivo es aquel en el que se obtienen puntuaciones sustancialmente inferiores tanto en la capacidad intelectual no verbal como en el avance del lenguaje receptivo. De esta forma, podrían ocurrir dificultades tanto en el lenguaje hablado como en el no verbal y afectar el desempeño académico, ocupacional o social.

Este trastorno puede ser adquirido o evolutivo y suele estar asociado al trastorno fonológico, en la fluencia y formulación del lenguaje. De esta forma, a los quince meses el niño todavía no puede utilizar tres palabras, al año y medio todavía no dice nombres comunes como "mamá" o "papá". A los dos años su vocabulario está formado por menos de 25 palabras y a los dos años y medio todavía no puede formar oraciones de dos palabras. A los tres años, a pesar de la evolución, los menores todavía no emplean 200 palabras, no saben pedir las cosas por su nombre, presenta ecolalias ante las preguntas que le formulan y no utiliza oraciones completas. Por último, a los cuatro años, transforma las palabras que quiere utilizar y emplea incorrectamente las palabras.

2.3. Perturbaciones del sistema fónico-fonológico

Cuando hablamos de la forma de las palabras, pensamos, normalmente, en alguna representación de su estructura fónica. Los sonidos que conforman palabras están organizados de una manera específica. Algunos rasgos de las organizaciones de los fonemas son universales a todas las lenguas; otros, en cambio, reflejan propiedades particulares de lenguas individuales.

El trastorno fonológico se define como la dificultad para utilizar correctamente los sonidos del habla de acuerdo con la edad y el dialecto correspondientes. Esto puede manifestarse en errores en la producción de los sonidos, sustituciones entre ellos y omisiones de consonantes al final de las palabras. Un déficit en el desarrollo del lenguaje puede afectar de manera adversa tanto el rendimiento académico como las interacciones sociales de la persona.

Sabemos que la producción de los sonidos lingüísticos es el resultado de tres procesos que tienen lugar en el aparato fonador: generación de la corriente de aire (respiración), fonación (creación de sonido) y articulación (modelación del sonido para convertirlo en unidades de una lengua) (Alonso Cortés, 2015).

Según sea más sencilla o compleja la maniobra articulatoria, el infante pronunciará antes o después, los sonidos. Para comprender qué tipo de perturbaciones pueden afectar al sistema fónico-fonológico, debemos atender a los fonemas, a las sílabas y los contornos acentuales, dado que son todos ellos rasgos de la estructura fónica de las palabras.

Se entiende por trastornos fonológicos aquellos que presenta un sujeto que tiene afectado el sistema fonológico. En estos casos, la persona afectada es capaz de articular todos los sonidos de su lengua por imitación, pero tiene dificultades para organizarlos. Por ejemplo, el sujeto puede articular correctamente el sonido oclusivo velar sordo seguido de las vocales [ka, ke, ki, ko, ku], pero a la hora de formar palabras u oraciones dice *títate* en lugar de *quítate*. Es decir, la articulación es correcta de forma aislada sin distorsiones, pero, en el momento de utilizar la palabra, en concreto, en lugar de posicionar el sonido adecuadamente, se opta por reemplazarlo, ignorarlo o aislarlo... En el contexto de los trastornos fonéticos, el sistema fonológico del infante está bien desarrollado, pero presenta dificultades para articular un sonido específico. Este tipo de trastornos articulatorios se conoce también con el nombre de dislalia. Por lo general, los sonidos peor articulados son aquellos que se corresponden con la fricativa alveolar sorda [s], oclusiva dental sonora [d], alveolar vibrante múltiple y simple [r, ɾ], lateral alveolar [l] y la oclusiva velar sorda [k]. También presentan pronunciaciones defectuosas los sonidos que componen sílabas trabadas.

En estos casos, puede precisarse el diagnóstico en función del sonido cuya articulación se encuentra afectada (ver capítulo 2, apartado "Dislalias"). Por lo tanto, la articulación es incorrecta, el sonido aparece distorsionado, pero la utilización de la palabra es correcta y coloca el fonema en su posición.

Para poder averiguar si existen dificultades en este ámbito es necesario hacer ejercicios del tipo igual-diferente (Chiat, 2001). Por ejemplo, se le preguntaría al menor ¿*topo* y *copo* suenan igual o diferente? ¿y *topo* y *topo*?

2.3.1. Procesos fonológicos frecuentes en la edad infantil

Como explica Perona Sánchez (2002), los cambios fonéticos se clasificarían como regulares aquellos sonidos que experimentan variaciones al encontrarse bajo las mismas condiciones fonéticas, durante el mismo contexto temporal o en la misma región geográfica. (siempre que no existan otros aspectos que puedan estar influyendo). Así, de forma sintética, la Tabla 2 expone los principales procesos fonológicos que se pueden encontrar de forma habitual durante la infancia.

Tabla 2: Procesos fonológicos

Proceso	Concepto	Error	Palabra correcta
Asimilación	comparar un sonido con otro que está contenido en la misma palabra	tiniente	teniente
Disimilación	alteración de la articulación del sonido para diferenciarlo de otro similar o igual.	escuro	oscuro
Metátesis	se produce cuando se modifica la secuencia de los sonidos que componen la palabra al momento de pronunciarlos. Los sonidos que se intercambian son próximos, pero no en contacto	Mágala	Málaga
Epéntesis	Se trata de un refuerzo de la articulación	locusta	langosta
Omisión de sonidos	Aféresis. Omisión de sonidos al comienzo de la palabra	nhorabuena	enhorabuena
	Síncopa. Omisión de sonidos en el cuerpo de la palabra	soldao	soldado
	Apócope. Omisión de sonidos finales	pa	para
Adición	Prótesis. Cuando se añade uno o más sonidos al principio de la palabra.	amoto	moto
	Epéntesis. Cuando se añade en el cuerpo de la palabra.	palato	plato
	Paragoge. Cuando se añade al final de la palabra.	nadien	nadie

Fuente: basado en Clemente Estevan (2009)

2.3.2. Patologías asociadas al sistema fónico-fonológico
2.3.2.1. Trastorno Específico del Lenguaje (TEL)

Muestra de Paredes Duarte y Martín-Sánchez (2018, p. 180):

Entrevistador: ¿En qué ciudad vives tú?
Informante: en Puerto de Santa María
Entrevistador: si visitas tu ciudad ¿qué lugares puedes ver?
Informante: eee ¿qué?
Entrevistador: ¿qué / si tio de / el Puerto // podemos visitar?
Informante: ah puessss /// eeeee pueees / que eeso // que me voy a es arl- arl- ar Puerto
Entrevistador: amm vale // ¿En tu ciudad hay un zoológico?
Informante: pueeee [niega]
Entrevistador: no / vale / explícame ¿Qué es un cine?
Informante: mmmmm pue hay un s- hay un sitio / grande / perooo [intenta comenzar a hablar pero solo produce sonidos aislados] por la pareles po- por la ter- por la tele [hace un gesto para señalar a la pared parecido al acto de empujar a alguien con las manos] [asiente] /// y cuando se ve una- película mmm mmmm [mira hacia arriba y hacia su derecha con los brazos en alto mientras mueve la boca entresacando la lengua] todo mundo lo ve

"El TEL es un diagnóstico controvertido, no utilizable en la gran mayoría de situaciones clínicas, aunque sí es muy empleado en investigación. No obstante, no existe consenso entre los científicos del lenguaje sobre la robustez y la validez de esta categoría diagnóstica" (Mendoza Lara, 2020, p. 33). De hecho, se encuentran más de 168 descriptores del trastorno uniendo, siguiendo a Bishop (2014), los descriptores de la figura 17.

En esta monografía, se opta por el nombre de Trastorno Específico del Lenguaje por razones históricas. En cualquier caso, la capacidad del infante para entender el lenguaje está notablemente por debajo de lo que se esperaría para su nivel de desarrollo cognitivo. Frecuentemente, se observan dificultades en la pronunciación de los sonidos del habla y en la expresión verbal. Generalmente, estos infantes comienzan a hablar en una etapa más avanzada, aproximadamente alrededor de los tres años. Algunos expertos los clasifican en la categoría de disfasias. Las características principales son:

- Los inconvenientes afectan tanto la capacidad de expresión como la de comprensión.
- Se observan desincronizaciones en la evolución de los diferentes componentes, donde habilidades lingüísticas propias de su edad coexisten con la carencia o incorrecta formulación de otras más básicas y elementales.
- El componente morfosintáctico se encuentra entre los más afectados.
- Exhiben patrones de error que difieren de los comunes en los procesos de adquisición.

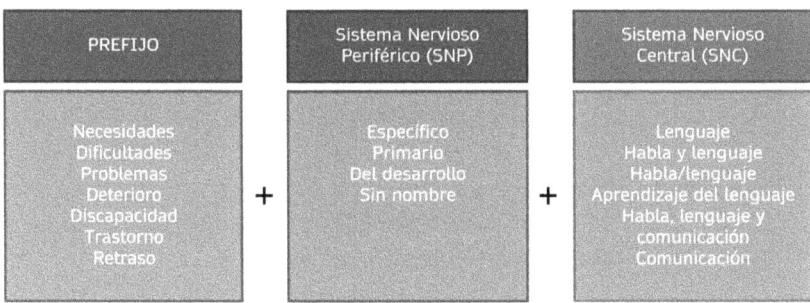

Figura 17: Concepto de TEL.
Fuente: Mendoza Lara (2020, p. 33)

El perfil lingüístico puede presentarse como variable, dependiendo de la edad del infante o del nivel de desarrollo de otras habilidades. Las dificultades pueden abarcar todos los aspectos de la comunicación o limitarse a un área específica (Servicio de Programas Educativos y Atención a la Diversidad, 2004). El menor puede mostrar una incapacidad casi total para comprender y responder a los intentos comunicativos de los demás o manifestar ligeras anomalías.

Los principales marcadores quedarían resumidos en los morfosintácticos, donde la comprobación de la existencia de problemas en sus controles para el uso de palabras funcionales es más dificultoso para los menores con TEL (Leonard y Bortolini, 1998). Estos hallazgos se atribuyeron a dos factores: "el primero es que los nombres, verbos y adjetivos deben ser flexionados [...].

El segundo factor puede radicar en las características prosódicas de las mismas flexiones, ya que suelen ser sílabas finales" (Mendoza Lara, 2020, pp. 127–128). En segundo lugar, son características las repeticiones de pseudopalabras. Se sabe que las reglas de una lengua determinan el número de opciones disponibles. Por ejemplo, en español contamos con 5 sonidos vocálicos, eso hace que esta lengua tenga muchas menos opciones que el francés que tiene entre 7 y 11 o la lengua de Botsuana el Taa (Ethnologue) que tiene unos 44 sonidos vocálicos. Por lo tanto, es más fácil que un hablante de español repita una pseudopalabra que un hablante del francés con el *Taa*. La repetición de oraciones es considerada una tarea compleja, dado que "por un lado, requiere el almacenamiento de la oración en su totalidad [...] en la memoria a corto plazo, aunque también precisa destrezas lingüísticas, como gramática [...] y vocabulario" (Mendoza Lara, 2020, p. 135).

Además de lo anterior, se pueden diferenciar tres tipos de TEL: TEL de carácter semántico-pragmático; TEL de carácter fonológico-sintáctico; y TEL de programación fonológica (González Blanca, 2018):

- TEL de tipo semántico-pragmático: los individuos que padecen este trastorno tienen dificultades para comprender y emplear el lenguaje, evidenciando una escasa intencionalidad en su comunicación. Les cuesta descifrar la fonología y su manera de pensar se muestra poco lógica y complicada de seguir. No son conscientes de cómo sus acciones afectan a los demás y no logran interpretar elementos suprasegmentarios en el lenguaje.
- TEL de tipo fonológico-sintáctico: este es el trastorno más frecuente dentro de los específicos del lenguaje. Las personas afectadas muestran un habla poco fluida, con un vocabulario limitado y una sintaxis muy básica. Su capacidad de expresión está notablemente alterada y enfrentan dificultades para entender situaciones que no están contextualizadas o discursos complejos. Experimentan diversos procesos fonológicos y demuestran una evidente intencionalidad comunicativa.
- TEL de tipo fonológico: el aspecto más característico en esta condición es la notable afectación en la expresión. La articulación se encuentra alterada debido a errores en la producción, que resultan en sustituciones de fonemas y desorden en la secuenciación de los sonidos. En ciertas ocasiones, estas personas compensan sus limitaciones en la expresión verbal a través de la utilización de un lenguaje gestual que puede variar en complejidad.

En los casos más severos, se presentan significativas complicaciones tanto para realizar un diagnóstico como para distinguirlo de otras condiciones (por ejemplo, los trastornos del espectro autista). Es crucial un diagnóstico temprano, ya que una intervención a tiempo ofrece importantes beneficios, mientras que una reacción tardía en situaciones de gravedad tiende a deteriorar el pronóstico, dado que pueden surgir trastornos adicionales relacionados con el déficit en la comunicación y el lenguaje desde el principio.

2.3.2.2. Retraso simple del lenguaje

Se trata de una alteración del lenguaje que se presenta de manera evolutiva, caracterizada por un desfase en el desarrollo. Los infantes afectados muestran dificultades para entender instrucciones simples, un vocabulario limitado, problemas de lateralización y poca utilización del lenguaje en contextos lúdicos. Este trastorno se observa en menores sin alteraciones intelectuales, relacionales, motoras o sensoriales, aunque impacta más de un área del lenguaje, especialmente la fonología y la sintaxis (Luque Jiménez, 2009). Generalmente, se manifiesta como una insuficiencia en los aspectos expresivo, comprensivo y articulatorio del lenguaje.

El retraso simple se presenta en escolares que no tienen ninguna patología, pero que, por diversas razones, tardan más en desarrollar la comprensión y expresión del lenguaje (Luque Jiménez, 2009). Se ha observado que es más común en infantes bilingües. Con una intervención adecuada por parte de un logopeda, este retraso puede corregirse con relativa facilidad, permitiendo que el menor se exprese correctamente alrededor de los cinco años.

Se considera que hay un retraso simple en el lenguaje cuando un niño, sin otras alteraciones evidentes, comienza a desarrollar su habilidad lingüística más tarde que sus pares (Rodríguez Menéndez, 2018). Esto implica que se sospecha de un retraso simple en el lenguaje únicamente después de haber descartado otros posibles problemas que podrían influir en el desarrollo de este, como la sordera, déficits motores o cognitivos, trastornos emocionales o Trastorno del Espectro Autista (TEA). En los casos de retraso simple, generalmente se ve una mayor afectación en la expresión verbal que en la comprensión del lenguaje (el niño suele entender más de lo que es capaz de expresar), aunque también puede haber algún impacto en la comprensión. Se estima que alrededor del 5 % de la población escolar presenta este tipo de retraso en el lenguaje (Barragán y Lozano, 2011). Así, se podría decir que un quinto de los menores aprenderá a hablar de forma más tardía que otros infantes de su grupo de pares.

Es fundamental señalar que una gran cantidad de estos infantes pueden presentar dificultades conductuales debido a la frustración que sienten al no conseguir expresar lo que desean comunicar, lo que buscan alcanzar o lo que requieren. Aunque en la mayoría de los casos estos retrasos son leves y pueden resolverse con el apoyo familiar, en ocasiones se requiere de una intervención profesional que no solo estimula el desarrollo del lenguaje, sino que también rehabilita aspectos del habla que han quedado rezagados (ya sean expresivos, fonológicos o sintácticos) y abordando, además, aquellos factores conductuales y emocionales que impactan negativamente en el desarrollo integral del niño (como la frustración, comportamientos agresivos y la percepción de sí mismo).

En relación con las dificultades fonológicas, se trata de menores que se comunican como si fueran bebés. Presentan dificultades para pronunciar correctamente las palabras, lo que provoca que en muchas ocasiones su discurso sea incomprensible (lo habitual es que a los tres años al menos la mitad de sus palabras sean entendibles, y hacia los cinco años, se espera que sean, por norma, claros). No logran articular adecuadamente los sonidos hasta aproximadamente los siete u ocho años (y es habitual que esto ocurra entre los cuatro y cinco años, salvo ciertos sonidos como [l, s, r, θ, ʧ]). Suelen omitir, reemplazar o modificar sonidos, dificultando así la comprensión de lo que desean comunicar (solo sus familiares suelen entenderlos).

Sobre las perturbaciones expresivas se podría decir que son infantes que comienzan a hablar y a formar sus primeras palabras alrededor de los dos años (normalmente estas aparecen entre los doce y dieciocho meses). A partir de los tres años ya pueden expresar ideas en oraciones (lo habitual es que inicien con esto entre los doce y quince meses). El uso del pronombre 'yo' no se da hasta los cuatro años (generalmente se emplea cerca de los tres años). Su vocabulario es limitado y su habla puede ser fragmentada. A veces omiten algunas sílabas iniciales (por ejemplo, dicen tata en lugar de patata). El lenguaje telegráfico suele persistir hasta después de los cuatro años, cuando lo normal es que comience a disminuir entre los quince y dieciocho meses. A la edad de cuatro a cinco años, los niños todavía no forman oraciones complejas, ni suelen emplear plurales, ni conjugan los verbos de manera correcta. Generalmente, no utilizan artículos ni pronombres posesivos.

En cuanto al léxico y la semántica, su vocabulario es bastante limitado. Se comunican con un número reducido de palabras y generalmente lo hacen solo sobre temas cotidianos, lo que les dificulta avanzar en su desarrollo del lenguaje a un nivel adecuado. Desde el punto de vista morfosintáctico, tienden a utilizar frases breves y rara vez incorporan pronombres posesivos (por ejemplo, dicen "niña columpio" para expresar "yo quiero subir al columpio").

Respecto a la pragmática, el hecho de contar con un vocabulario tan limitado les ocasiona problemas para articular sus deseos y necesidades. Por esta razón, es común que esperen ser interrogados antes de comenzar una conversación por su cuenta. Cuando se expresan, utilizan oraciones muy cortas, lo que impacta negativamente en su capacidad para describir objetos y desarrollar su pensamiento, así como en la regulación de su conducta, interacción social y atención hacia los demás.

2.3.2.3. Retraso del habla

Las dificultades se producen en la adquisición del sistema fonológico. Inicialmente, este trastorno no presenta alteraciones en la comprensión oral, el desarrollo morfosintáctico ni el semántico. No obstante, la importancia del retraso puede influir en el empleo del lenguaje y en la intencionalidad comunicativa. En los individuos con retraso de habla se dan trastornos fonológicos de forma que el sujeto confunde fonemas.

Los infantes con este trastorno pueden pronunciar correctamente el sonido afectado de manera aislada, en repetición o bajo ciertas circunstancias. Sin embargo, al integrarlos en palabras del lenguaje espontáneo, cometen diversos errores. La alteración puede ubicarse en el plano perceptivo (discriminación y memoria auditiva) o en el organizativo (representación mental del sistema fonológico en cuanto a la ordenación y secuenciación de los sonidos del idioma).

Frecuentemente, también se observan trastornos fonéticos, lo que resulta en la pronunciación incorrecta de ciertos sonidos. Dado que el sistema fonológico se adquiere progresivamente, el menor utiliza procesos de simplificación fonológica para superar sus limitaciones expresivas, eliminando o sustituyendo sonidos difíciles por otros más fáciles. Por ejemplo, puede decir *pomo* en lugar de *plomo*, un proceso de simplificación de grupos consonánticos que también puede darse en el desarrollo normativo.

Los infantes con retraso del habla suelen comenzar a hablar alrededor de los dos años y, con la ayuda de un logopeda, pueden alcanzar un nivel lingüístico normal. Este es uno de los trastornos del lenguaje más comunes y tiene poca repercusión en la evolución del niño. Este retraso y sus desviaciones afectan entre el 3 % y el 10 % de los menores de seis años. Según diversos estudios, suele presentarse en niños con antecedentes familiares de retraso del habla o en aquellos con una base patológica clara. En este último caso, el trastorno se asocia con discapacidad intelectual, parálisis cerebral, autismo, déficits auditivos (como la sordera congénita) o afasias.

Se han descrito dos tipos principales de dificultades asociadas al retraso del habla. La primera de ellas está relacionada con el sistema fonológico retrasado y consistiría en la persistencia de procesos fonológicos normales más allá del tiempo esperado. Un retraso de doce a dieciocho meses puede resolverse favorablemente sin intervención logopédica sistemática, aunque siempre se debe vigilar la evolución y la no aparición de procesos desviados o inusuales. La segunda dificultad está asociada a que los sistemas fonológicos desviados se refieren a patrones que difieren de la adquisición normal y muestran procesos que rara vez aparecen durante el desarrollo típico. En estos casos, la intervención logopédica es necesaria. La detección e intervención temprana son cruciales para el pronóstico del trastorno.

2.4. Perturbaciones del sistema morfosintáctico: agramatismo

"Los niños que tienen problemas de lenguaje tienen problemas con las palabras" (Chiat, 2001, p. 21). Esta afirmación confirma que la revisión del nivel morfosintáctico es clave para comprender las dificultades lingüísticas de los infantes. Las descripciones que hacen los infantes son el espejo en el que quedan reflejadas las dificultades que muestran, ya sea en entender, encontrar, decir o combinar las palabras. Si pensamos, por ejemplo, en una palabra como *ordenador* esta genera conexiones a nivel fonológico [orðena'ðoɾ], nivel semántico (por ejemplo, tal y como lo define la Real Academia Española (2023) se trata de una "computadora personal") y a nivel sintáctico (¿cómo se coloca la palabra en una oración? por ejemplo, *el ordenador es de Juan*). De esta forma, las palabras pueden mostrar la afectación no solo de su nivel (morfológico) sino de muchas otras realidades.

Esta definición de la alteración agramática es apropiada para lenguas como el inglés, que añaden flexiones a las palabras, pero no es adecuada para lenguas como el español o el italiano, que añaden las flexiones a las raíces. En estas lenguas, la omisión de una flexión resultaría en una "no palabra". Además, no se han encontrado pacientes españoles o italianos que omitan sistemáticamente morfemas ligados y produzcan no palabras no flexionadas (Almagro Cardenete, 2003; Miceli et al., 1984; Rosell Clari, 2006; Sánchez-Casas et al., 2005).

A la luz de este rasgo específico en dichas lenguas, la definición de agramatismo fue modificada y pasó a entenderse como la alteración en la producción de frases caracterizada por la omisión de morfemas gramaticales libres y la sustitución u omisión de morfemas gramaticales ligados, dependiendo de la lengua (Caramazza y Berndt, 1985; Miceli et al., 1984).

Actualmente, se podría decir que no existe una definición operacional de agramatismo aceptada de forma unánime, debido a la falta de consenso sobre si el fenómeno agramático es un déficit unitario o multicomponencial. Sin embargo, hay cierta convergencia en definir el agramatismo como una alteración específica en la producción de oraciones, caracterizada principalmente por la omisión selectiva de morfemas gramaticales libres y ligados (Hart et al., 1985; Kim y Thompson, 2000; Zingeser y Berndt, 1990). Los morfemas gramaticales libres incluyen partículas como preposiciones, artículos y pronombres, mientras que los ligados comprenden afijos flexivos y derivativos. Ambos tipos de partículas cumplen una función sintáctica en la oración (Sánchez-Casas y García-Albea Ristol, 1984). En el *output* de los pacientes agramáticos ingleses se ha examinado uniformidad en el patrón de omisiones de los morfemas gramaticales (de Villiers, 1974). Específicamente, se ha comprobado que los pacientes tienden a conservar los sufijos verbales de gerundio (*-ing*) y de tercera persona del singular (*-s*), sin embargo, omiten el sufijo verbal de pasado de los verbos regulares (*-ed*).

Kolk et al. (1982), citado en Almagro Cardenete (2003), encontraron que las flexiones verbales en inglés eran las más omitidas, las flexiones en adjetivos las siguientes y no omitían nunca las flexiones en los nombres. De esta manera, se ve como esta definición de agramatismo sería adecuada para lenguas como el inglés, pero no es correcta para lenguas como el español o el italiano. Por lo tanto, siguiendo esa definición, es lógico no haber encontrado pacientes de estas lenguas que omitan, de forma sistemática, morfemas ligados y produzcan *no palabras no flexionadas* (Almagro Cardenete, 2003; Miceli et al., 1984; Rosell Clari, 2006; Sánchez-Casas et al., 2005). Así, teniendo en cuenta esta característica, la definición de agramatismo fue revisada. Caramazza y Berndt (1985) y Miceli et al. (1984) la describieron como una alteración en la producción de oraciones, caracterizada por la omisión de morfemas gramaticales libres y la sustitución u omisión de morfemas gramaticales ligados, dependiendo del idioma.

Retomando lo anterior, se podría decir que el agramatismo es una alteración del lenguaje frecuente en casos de afasia, caracterizada por la complejidad para emplear correctamente las relaciones gramaticales y sus reglas. Los pacientes agramáticos no pueden combinar palabras para formar oraciones sintácticamente correctas (Belloch et al., 2020). ¿Qué supone esto? Una considerable dificultad para construir unidades sintácticas correctas. Por lo tanto, se trata de un habla desprovista de un apropiado uso de las palabras funcionales que también pueden mostrar sutiles déficits en la comprensión, dificultades fonéticas… Sin embargo, no todos los pacientes tienen los mismos problemas ni con la misma intensidad (Obler y Gjerlow, 2000). Esto hace que exista cierto desacuerdo sobre la naturaleza del agramatismo. En cualquier caso, los rasgos principales serían los siguientes:

Longitud media de emisión (LME) oracional: uno de los signos característicos del agramatismo, aunque no todos lo expresan, es una LME oracional disminuida. En las descripciones tradicionales, se veía este síntoma como una condición esencial en las emisiones lingüísticas para definir a un paciente como afásico de Broca (Caramazza y Berndt, 1985; Tissot et al., 1973). No obstante, en estudios más actuales se han proporcionado datos de pacientes clasificados como agramáticos que no exhiben tal restricción (Kim y Thompson, 2000). Con base en estos casos, Caramazza y Berndt (1985) determinan que la longitud de emisión disminuida es un signo que tiene relación con el agramatismo, aunque no es una característica necesaria de este.

Disociación nombre-verbo: otro de los signos que se ha sugerido como señal del agramatismo es la ausencia o nominalización de los verbos principales en las frases. Varios estudios han evidenciado los problemas de los pacientes afásicos agramáticos de Broca al generar verbos (Miceli et al.,

1983, 1984). Se ha demostrado, además, que estos problemas se presentan sin importar las particularidades de la tarea. En otras palabras, se ha notado un problema en la generación de formas verbales tanto en actividades estructuradas (como la denominación) como en actividades de producción oral espontánea.

Problemas en la construcción de oraciones: por lo general, los pacientes con diagnóstico de agramatismo generan una escasa diversidad de tipos de frases. En particular, se nota que las oraciones que mantienen el orden canónico de su estructura (SVO) son las más comunes, enfrentándose con mayores problemas con las frases de mayor complejidad sintáctica. En un esfuerzo por entender los problemas de los pacientes agramáticos al formar frases, se ha sugerido que el cambio en el procesamiento de las frases es resultado de un déficit léxico que impacta en los verbos. Se denomina hipótesis léxica a esta propuesta (Shaffran et al., 1990). En particular, se fundamenta en el concepto de que para formar una oración se requiere el apoyo de cierta información guardada en la representación léxica de los verbos, por lo que sin estos datos, la construcción de la oración sería inviable.

A partir de este concepto, varios autores han analizado si las modificaciones selectivas de los verbos tienen repercusiones en el procesamiento de frases. Por ejemplo, Berndt et al. (1997) analizaron la producción y el entendimiento de diez pacientes con afección. Los pacientes fueron divididos en tres grupos, uno de los cuales constaba de cinco pacientes tanto fluidos como no fluidos que mostraban una alteración selectiva de los verbos. Las actividades escogidas analizaron tanto el habla natural como la creación de frases a partir de palabras y de escenarios visuales. Los hallazgos indicaron que podría haber una correlación entre los problemas en la recuperación de verbos y la formación de frases, sin tener en cuenta atributos característicos del agramatismo como la fluidez. Específicamente, los autores descubrieron que los pacientes con problemas particulares con los verbos generaron una cantidad más baja de frases, siendo estas de menor complejidad. Estas frases incluían verbos ligeros.

Los verbos ligeros se distinguen por poseer escasa carga semántica y un sentido bastante general (por ejemplo, *dar, hacer*, etc.). Considerando su contenido semántico limitado, estos verbos pueden estar acompañados de un sintagma nominal que complete su significado, que a menudo se considera, desde una perspectiva semántica, un elemento predicativo (por ejemplo: *dar una patada*). Frecuentemente, estos verbos se vinculan con complementos predicativos que conforman un predicado complejo donde el verbo ligero proporciona el valor categorial y el complemento predicativo reemplaza el resto del significado. A su vez, ese complemento predicativo necesita un elemento nominal del que se predice (Almagro Cardenete, 2003). Igualmente, notaron que estos pacientes presentaban un porcentaje más elevado de errores en las tareas de entendimiento de frases. Los investigadores proponen que la identificación de la disfunción responsable de la deficiente ejecución de estos pacientes podría resultar en un error en la recuperación de la palabra, ya que es el único nivel de representación que comparten los procesos de producción y entendimiento.

Dificultades en el orden de las palabras: en última instancia, uno de los atributos más polémicos que se ha sugerido como uno de los rasgos del conjunto de carencias que definen al agramatismo en producción es la complejidad en la secuencia de las palabras (Schwartz et al., 1980).

2.5. Perturbaciones de la representación léxico-semántica

Si hablamos de perturbaciones de representación léxico-semántica debemos referirnos, en primer lugar, al término semántica léxica, que hace referencia al sentido de las palabras individuales. Una palabra como *gato* sabemos que designa a la especie de los gatos, por lo que se refiere, de alguna manera, a un objeto en el mundo. Una palabra como *tirar* sabemos que se refiere a una acción y otra como *grande* a un atributo.

La habilidad para pronunciar una forma fónica y, por ende, identificar una entidad o una serie de entidades del mundo real es una destreza asombrosa, única del ser humano. Esto hace que nos preguntemos qué es lo que ocurre cuando una de las áreas cerebrales encargadas de hacer esto se ve afectada. Actualmente, para comprender las perturbaciones que afectan la representación léxico-semántica tenemos que centrarnos en el interés que ha suscitado la naturaleza del significado de las palabras.

Para describir esto, se comenzará con los trabajos de Rosch (1975), quien corrobora la idea de que los significados de una palabra conllevan una representación de los miembros prototípicos de la categoría a la que se refiere. Estos experimentos se centran en una técnica utilizada a menudo y conocida como facilitación o *primming*. En esta técnica, se muestra al sujeto un dibujo o una palabra y se le pide que responda a este estímulo dando un nombre en el caso del dibujo o leyendo la palabra correcta entre las opciones. Se mide entonces el tiempo de respuesta. Otra forma de aplicar estos ensayos es con el estímulo facilitador o *primming stimulus*, que puede ser un dibujo o una palabra relacionadas con el estímulo de referencia (*target stimulus*). Tras el estímulo facilitador, aparece el estímulo de referencia. Se pide de nuevo al paciente que dé nombre al dibujo o que lea la palabra y se mira entonces lo que tarda en responder. Cuando existe cierta relación del estímulo facilitador con la palabra de referencia, la respuesta del sujeto a la palabra referencia es más rápida.

Por ejemplo, si la palabra *paraguas* aparece como estímulo facilitador y un dibujo de un paraguas aparece como estímulo de referencia, los sujetos emplean menos tiempo en decir la palabra correcta que cuando el dibujo aparece solo (figura 18).

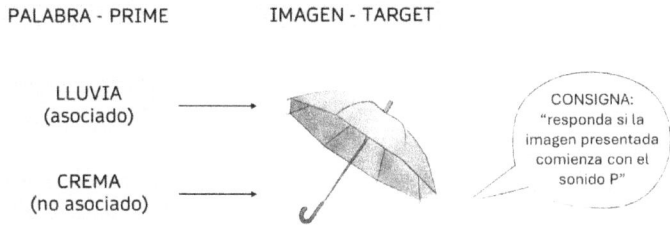

Figura 18: Ejemplo de *priming*.
Fuente: Basado en Manoiloff et al. (2015, p. 77)

Actualmente, la forma más habitual que se utiliza para investigar este déficit es a través de pruebas de reconocimiento de objetos y palabras, como el *Peabody Picture Vocabulary Test*. Como era esperable, los resultados fueron bastante pobres: tan solo, alrededor del 50 % de respuestas era correcto. Además, los sujetos presentaron grandes dificultades en nombrar y escribir dibujos de objetos. Tampoco podían dar una definición de las palabras correspondientes a sus objetos cuando se presentaba auditivamente.

Asimismo, se explora el conocimiento que los pacientes poseen de ítems representados en dibujos. De esta manera, se somete a prueba su déficit conocido como agnosia asociativa. Para ello, primero se les pasa un test de reconocimiento de objetos con elecciones obligatorias. Específicamente, se les presentan tres dibujos y se les pide que indiquen qué ítems o ítems tienen una determinada propiedad. Warrington (1975); Warrington y McCarthy (1987) y Warrington y Shallice (1984) pusieron a prueba el conocimiento de sus pacientes sobre la información superordinada (animal / no animal; insecto / no insecto etc.) y la subordinada (animal peligroso, animal más grande, animal de un color, animal autóctono…). Los pacientes respondieron peor a la prueba en comparación con los sujetos normativos. No obstante, donde mostraban las mayores dificultades era la elección del dibujo correcto a partir de información subordinada.

En un segundo test, se les dio fotografías de cuarenta animales y cuarenta objetos y se les pidió que respondiesen con un "sí" o un "no" con el objetivo de comprobar la información superordinada formulándoles preguntas como "¿Es un animal?" "¿Es un pájaro?". Posteriormente, la información subordinada se puso a prueba preguntándoles si un animal era o no autóctono o, más grande que un gato, o si se usaba en casa… Por último, se requería que los sujetos pudieran reconocer el nombre del objeto en elecciones obligatorias "¿Esto es un cisne o un pato?". Una vez más, las personas afectadas obtuvieron peores resultados.

Tulving (1972) sugirió que esta perturbación en el nivel léxico semántico reflejaba una anormalidad en un determinado sistema de la memoria a largo plazo denominado memoria semántica. Esta, a su vez, hace referencia a una acumulación compartida de saberes particulares del individuo (Warrington, 1975), en relación con la memoria episódica, que es una memoria de larga duración relacionada con las vivencias particulares de una persona.

2.5.1. Dificultades en el aprendizaje de las palabras

Un infante que pueda escuchar y producir sonidos correctamente implica que debe presentar las dificultades en otro nivel más allá del oído o la articulación (Chiat, 2001). El primer paso es que el menor atienda al *input* lingüístico (seleccionar los rasgos de las señales cruciales para segmentar las unidades; almacenar los patrones de sonidos y delimitar los patrones significativos de sonidos). Pueden existir problemas en alguno de estos niveles. En relación con el *output*, el menor puede tener dificultades en escoger aspectos adecuados de las oraciones; en la selección de estas correspondientes a la semántica o planificar la articulación fonológica (Chiat, 2001).

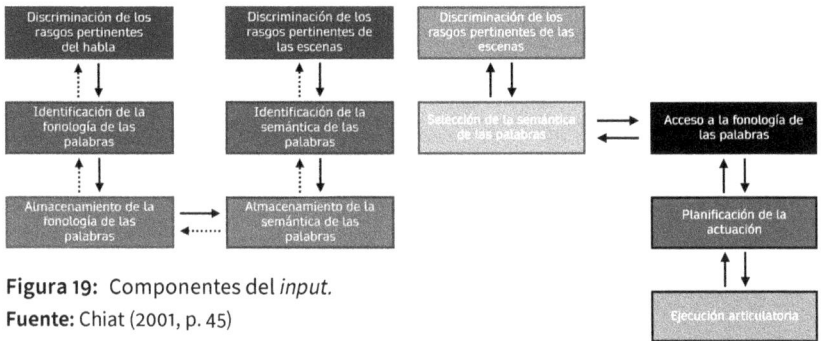

Figura 19: Componentes del *input*.
Fuente: Chiat (2001, p. 45)

Figura 20: Componentes del *input*.
Fuente: Chiat (2001, p. 46)

Los síntomas más comunes de las dificultades asociadas al aprendizaje de las palabras serían la anomia, la pobreza léxica, las perseverancias, las glosomanías semánticas, las ecolalias y los automatismos. Pasamos, a continuación, a explicar cada una de ellas.

(a) La anomia puede ser definida como la incapacidad para identificar o recordar los nombres de los objetos, o bien la presencia de problemas a la hora de identificar o recordar esos nombres. Puede ser de afectación selectiva o en combinación (tabla 3).

Los modelos de neuropsicología cognitiva hacen una distinción clara entre la afectación léxica anómala de origen fonológico y la afectación léxica anómala de origen exclusivamente semántico.

Tabla 3: Palabras más fácil/menos fácil de recordar

[más común]		[menos común]
++++	++--	----
Solo sustantivos	Solo verbos	Solo Adjetivos
Palabras de alta frecuencia		Palabras poco frecuentes
Palabras de ideas animadas		Palabras de conceptos inanimados
Palabras adquiridas en la infancia		Palabras de adquisición tardía

(b) La pobreza léxica es un signo transversal para diversas patologías del lenguaje, ya sean específicas o no específicas, de desarrollo o regresivas. Se vincula con restricciones léxicas o cognitivas.
(c) Las perseverancias tienen que ver con que los componentes del lenguaje pueden persistir, de forma que suceden tanto en el lugar que les procede como más adelante, en la misma manifestación (Hoyos Arvizu y Marrero Aguiar, 2008).
(d) Las glosomanías semánticas o temáticas implican la presencia de temas que son predilectos y que se repiten constantemente. Hernández (2006) menciona una glosomanía temática (monomanía temática) cuando se limita la utilización del vocabulario al incorporar discursos que parecen no relevantes en un marco conversacional específico. Normalmente, se presenta en circunstancias como la esquizofrenia, el Síndrome de Asperger o el Síndrome de Williams, entre otros.
(e) Las ecolalias son emisiones externas recurrentes (ecolalia próxima o cercana, ecolalia diferida). Surge una separación entre el significante y el significado. Por su parte, la palilalia sería una forma de ecolalia: la repetición ecoica de una sección del propio discurso (una palabra, la última sílaba de la última palabra…). Es muy común en el Espectro Autista.
(f) Los automatismos son "elementos de lenguaje automático o expresiones emocionales de uso común en la vida corriente que, en los casos de reducción severa del lenguaje, pueden constituir la mayor parte de las producciones habladas del paciente afásico, si no las únicas producciones posibles. Estas emisiones están bien articuladas, contrastando marcadamente con la incapacidad del paciente para articular otros elementos hablados." (Vendrell Brucet, 2001).

2.6. Perturbaciones del sistema pragmático

De acuerdo con González et al. (2015), la pragmática y sus cambios emergen como área de investigación del lenguaje, primero, desde el ámbito logopédico, bajo la denominación de Trastorno Semántico-Pragmático (TSP) y se refiere a un grupo de cambios vinculados con los usos sociales del lenguaje y la comunicación.

Con el paso del tiempo, finalmente, se transformaría en una categoría de diagnóstico autónoma tanto del trastorno especifico del lenguaje (TEL) como de los trastornos del espectro autista (TEA). Las investigaciones llevadas a cabo fueron limitadas y se han fundamentado principalmente en descripciones clínicas. Este hecho propició la aparición de numerosas inexactitudes que subrayan la ausencia de una definición y clasificación precisas del trastorno (González et al., 2015).

Actualmente, cuando hablamos de dificultades pragmáticas aludimos a las dificultades que los individuos enfrentan al utilizar el lenguaje con propósitos de comunicación. Normalmente, los infantes con problemas pragmáticos experimentan dificultades también en otros elementos del lenguaje, en particular en el morfosintáctico. Por lo tanto, cuando hablamos de perturbaciones pragmáticas, lo más habitual es hablar del Trastorno Pragmático del Lenguaje (TPL) o de Trastorno de la comunicación social (pragmático) y en este punto es en el que centraremos este apartado (por igualarnos al manual DSM-5-TR mantendremos la segunda denominación).

2.6.1. Trastorno de la comunicación social (pragmático)

Antes de la aparición del DSM-5 (2013) no era contemplado este trastorno dentro de las clasificaciones internacionales. Esto implica que oficialmente, dentro del ámbito científico y clínico este diagnóstico no era considerado como una opción. En el caso del manual CIE (equivalente al DSM, pero a nivel europeo) hay que esperar hasta 2016 para oficializar este trastorno.

El Trastorno de la comunicación social (pragmático) tiene como principal dificultad la comunicación y la pragmática. Esto causa cambios en la interpretación del mensaje en el contexto, carencias en la observación de las pautas sociales y en la comunicación verbal y no verbal. Además, presenta dificultades para ajustar el lenguaje a las demandas del oyente o a la circunstancia, ausencia de adaptabilidad para modificar los temas durante el diálogo, acompañados de verborrea, y problemas para acatar las normas de comunicación y discurso (Velarde Incháustegui et al., 2017).

El DSM-5-TR especifica cuatro criterios diagnósticos:

1. Dificultades en el uso de la comunicación verbal y no verbal
   a. Deficiencias en el uso de la comunicación para propósitos sociales, como saludar y compartir información, de manera que sea apropiada al contexto social.
   b. Deterioro de la capacidad para cambiar la comunicación de forma que se adapte al contexto o a las necesidades del que escucha, como hablar de forma diferente en un aula o en un parque, conversar de forma diferente con un niño o con un adulto, y evitar el uso de un lenguaje demasiado formal.
   c. Dificultades para seguir las normas de conversación y narración, como respetar el turno en la conversación, expresarse de otro modo cuando no se es bien comprendido y saber cuándo utilizar signos verbales y no verbales para regular la interacción.
   d. Dificultades para comprender lo que no se dice explícitamente (p. ej., hacer inferencias) y significados no literales o ambiguos del lenguaje (p. ej., expresiones idiomáticas, humor, metáforas, múltiples significados que dependen del contexto para la interpretación).
2. Las dificultades causan limitaciones funcionales en la comunicación eficaz, la participación social, las relaciones sociales, los logros académicos o laborales.
3. Los síntomas de los trastornos de la comunicación social se manifiestan en edades tempranas y no siempre es fácil de detectar al estar en pleno proceso de desenvolvimiento y adquisición de las habilidades lingüísticas.
4. No se pueden atribuir a la existencia de cualquier tipo de alteración o déficit sensorial, motor o neurológico, así como la presencia de alguna enfermedad o discapacidad intelectual.

Los déficits mencionados traen consigo restricciones funcionales en la comunicación efectiva, la participación social, las interacciones sociales, los éxitos académicos o el rendimiento en el trabajo, ya sea de forma individual o en conjunto (DSM-5-TR). Las competencias lingüísticas van a ser inferiores a lo previsto para la edad cronológica del individuo, lo que provocará restricciones funcionales en la comunicación efectiva, en la participación social, en los éxitos académicos o laborales, tanto a nivel personal como grupal. Los signos del Trastorno de la comunicación social (pragmático) se presentan en etapas tempranas y, desafortunadamente, no siempre resultan sencillos de identificar al estar en plena fase de adaptación y adquisición de competencias lingüísticas. No se pueden atribuir los síntomas a la presencia de cualquier tipo de anomalía o déficit sensorial, motor o neurológico, así como a la existencia de alguna enfermedad o discapacidad intelectual.

A estos criterios diagnósticos se pueden añadir las características propias del TPL:

- Deficiente habilidad para interactuar
- Ausencia de correspondencia emociona
- Problemas para ajustarse socialmente a diferentes entornos
- Dificultades para entender intenciones externas y dobles intenciones
- Demasiado interés por ciertos asuntos y temas
- El progreso motor grueso y fino puede presentarse con retrasos y se presentan problemas en el campo de la coordinación motora
- Dificultades para realizar un diálogo fluido
- Pensamiento racional y tangible
- No mantiene contacto visual
- Realiza acciones repetitivas
- Posee rutinas e intereses muy definidos, manías específicas u obsesivas
- No se ajusta con facilidad al cambio
- Retraso del lenguaje
- No sabe interactuar con su grupo de pares
- No mantiene una relación apropiada con los adultos de su entorno
- Prefiere realizar actividades o divertirse en solitario
- En ocasiones, sus expresiones pueden parecer inverosímil, inconexo o muy formal
- Parece no entender lo que se le comunica
- Es capaz de guardar de manera sencilla información de datos

Históricamente, se sostiene que este y otros desórdenes vinculados al ámbito pragmático se originan por la ausencia de desarrollo o la inexistencia de desarrollo en la teoría de la mente.

2.6.2. La teoría de la mente (TM)

Para entender qué es la TM hagamos un experimento:
¿Qué está haciendo la persona de la imagen?

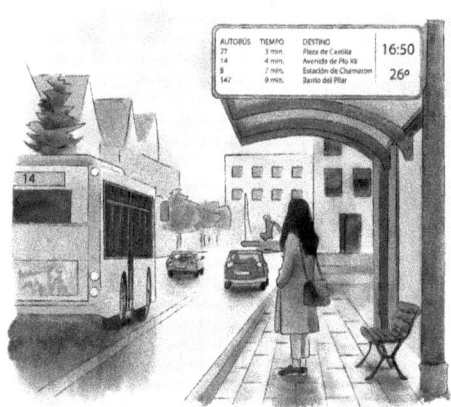

Imaginamos que tu respuesta ha sido algo similar a "está esperando el autobús". La cuestión ahora es ¿cómo has sido capaz de llegar a esta conclusión? Probablemente, el contexto ha ejercido de ayuda: puede que conozcas una parada de autobús similar, tal vez te has fijado en el cartel superior... Hay multitud de signos que nos pueden guiar hacia la respuesta correcta. Pero ¿esto es suficiente para "adivinar" qué está pasando? Si fuese así, ¿cuál es el motivo por el cual un infante, ante esta situación, pregunté "¿qué hace esa persona?".

La ciencia revela que podemos hacer este tipo de inferencias gracias a la teoría de la mente una habilidad muy necesaria para desarrollar un lenguaje y comportamiento adecuados.

La Teoría de la mente (TM) pone de manifiesto que existe una capacidad cognitiva compleja que nos facilita reconocer emociones, convicciones, anhelos y reflexiones en nosotros mismos y en otros individuos, para luego, comprenderlas y comunicarnos. Esta capacidad cognitiva compleja es esencial en la comunicación y en ciertos individuos no se encuentra presente o está deficientemente desarrollada. Esto constituye una extensa variedad de Trastornos Pragmáticos del Lenguaje (aunque hayamos descrito un único TPL hay diversos tipos según la parte concreta afectada).

Así, las personas, antes de responder, habitualmente, han escuchado y, por ende, es receptor y emisor, y puede no solo reflexionar, sino también ser consciente de las ideas de los demás (Escavy Zamora, 2013). Por lo tanto, el orador puede verificar el contenido de sus afirmaciones antes de pronunciarlas, en un tipo de escucha interna previa, lo que conecta el proceso con el campo de la subjetividad, y establece una competencia pragmática como un conjunto de representaciones compartidas por los integrantes de una comunidad.

Gracias a la Teoría de la Mente (TM), desarrollamos una serie de habilidades que nos permite conocer qué y cómo piensan los demás. La TM permite un desarrollo adecuado de la competencia comunicativa. Sin TM el hablante daría un exceso o un defecto de información, no comprendería los mensajes ni sería capaz de comunicarse de forma eficaz. El desarrollo de este concepto es relativamente reciente y proviene de los trabajos con primates de Premack y Woodruff en 1978. Los autores concluyeron que se podían atribuir estados mentales a los demás, así como a uno mismo para entender, anticipar e interpretar el comportamiento propio y el de los demás. Para ello, la investigación en lingüística aplicada y psicología es fundamental.

2.6.2.1. Aproximaciones teóricas al concepto de teoría de la mente
2.6.2.1.1. Teoría-teoría

Morton (1980) mantiene que los infantes expresan su comportamiento y el de los demás a través de teorías compuestas a partir de constructos o suposiciones teóricas sobre estados mentales. En este contexto, los estados mentales desempeñan un rol explicativo en nuestro entendimiento de la mente. Así, nos encontramos con conceptos acerca de cómo las convicciones, los anhelos, las percepciones y otros estados mentales se entrelazan entre sí y con la conducta. Estas convicciones no solo nos facilitan entender la conducta humana, sino también anticiparla e incluso distorsionarla. Perner (1994) explica que esto ocurre porque las representaciones del mundo se dan a tres niveles:

- Representaciones primarias: las representaciones todavía no se valoran como tales ya que se encuentran vinculadas a la realidad próxima.
- Representaciones secundarias: desde los dos años, los infantes son capaces de mantener al mismo tiempo dos o más modelos alternos e incluso

opuestos, sean estos pasados, futuros o supuestos, basados en un mismo referente. Estas representaciones facilitan la separación del presente y, por ende, la realización de actividades como juegos y acciones que requieren la imaginación y la simulación.
- Representaciones terciarias: alrededor de los cuatro y cinco años, se desarrolla la capacidad para entender las conexiones entre actitudes y contenidos sugeridos.

2.6.2.1.2. Teoría modular

Las teorías modulares proponen que en el cerebro hay elementos o módulos especializados en el procesamiento de la información de cada una de las diferentes habilidades cognitivas (Baron-Cohen, 1997; Leslie, 1991) Estos módulos sería considerados innatos y surgen mediante la maduración biológica. De acuerdo con este postulado, existiría un módulo especializado para la TM. Según Leslie, esta habilidad mentalista se manifiesta aproximadamente a los dieciocho meses; son las actividades ficticias las primeras expresiones del mecanismo de la TM y este mecanismo presentaría dos componentes:

- Mecanismo de la teoría del cuerpo: ocurre en el primer año de vida. Este sistema facilita que los infantes entiendan que los individuos se mueven de manera autónoma motivado por una fuente de energía propia.
- Mecanismos de la teoría de la mente: aluden a la intención de los individuos. Cerca de los doce meses, el componente comienza a desarrollarse y, mediante este, los infantes pueden entender que los individuos buscan metas y objetivos. El componente se desarrolla durante los veinticuatro meses.

2.6.2.1.3. Teoría de la simulación

A partir de este enfoque, se descarta la noción de que los infantes formulen una teoría como si fueran científicos (Goldman, 1993; Gordon, 1996; Harris, 1992; Hobson, 1988; Johnson, 1988) Se argumenta que los estados mentales se experimentan inicialmente en uno mismo y luego se transmiten a los demás a través de este proceso conocido como simulación. Así, los niños logran entender el funcionamiento humano mediante su experiencia personal. No obstante, este entendimiento se ve restringido por la capacidad de cada individuo para simular (Johnson, 1988). Por lo tanto, el progreso de la TM implica aumentar la capacidad para realizar simulaciones cada vez más exactas en lugar de desarrollar constructos teóricos acerca del funcionamiento humano (Carruthers y Smith, 2011).

Harris (1992, 2000) distingue cuatro etapas diferentes en el progreso de la habilidad para realizar simulaciones: (1) Al concluir el primer año, los infantes replican, a través de su sistema emocional o perceptivo, las percepciones que los demás poseen sobre los objetos o objetivos. La imitación de la postura deliberada de otra persona les facilita la regulación de su propio comportamiento en relación con el tema en discusión. (2) Alrededor del año y medio, ya no imitan de forma involuntaria acciones deliberadas de los demás, sino que les otorgan actitudes conscientes en relación con los objetos existentes. (3) Alrededor de los tres años, la simulación gradualmente se desvincula del presente inmediato, a través de la imaginación. Así, pueden imitar actitudes preconcebidas de otros sin que los objetos se encuentren presentes. Finalmente, (4) a lo largo del cuarto año de vida, esta habilidad para imaginar se intensifica y facilita la simulación de actitudes voluntarias hacia objetos que contradicen lo que uno mismo percibe.

2.6.2.1.4. Teoría socio-constructivista

La TM no debe ser exclusivamente interna, sino que es pertinente admitir el impacto del entorno social y cultural en la evolución de esta destreza (Astington y Gopnik, 1995). Los infantes adquieren habilidades en el manejo del entendimiento mental al participar en las interacciones sociales, a través del lenguaje (Astington, 1996; Fernyhough y Meins, 2009) y, a su vez, estas interacciones se ven afectadas por las particularidades culturales y sociales del entorno de referencia.

Las relaciones sociales se perciben como escenarios donde los integrantes más avanzados de la cultura proporcionan soporte a los más novatos para formarlos gradualmente y asistirles en su progreso hacia niveles más sofisticados del sistema cognitivo. En este contexto, investigadores como Bruner (2002); Dunn (2001); Lillard (1998a, 1998b) han mostrado interés en explorar el rol de las interacciones lingüísticas en la obtención y evolución de la TM, destacando particularmente el entorno familiar.

2.6.2.2. Desarrollo de la Teoría de la mente

Piaget creía que hasta que un infante no pasaba la etapa del egocentrismo no se podría desarrollar la TM. Por este motivo, ayudar a los menores a superar este periodo favorece la mejora de la comprensión de los propios pensamientos y el de los demás, así como su propia comunicación. De esta forma, se puede afirmar que antes de los cuatro años, los menores —habitualmente— no han desarrollado la TM y, por lo tanto, creen y están convencidos de que todos los niños piensan de la misma forma que ellos. Así, desde la TM se considera que la evolución del pensamiento da lugar a un cambio en el lenguaje. En la figura 21, se puede ver el test clásico de Sally y Anne (prueba para poder averiguar si una persona ha adquirido la TM y la evolución del pensamiento, reflejada en la figura 22).

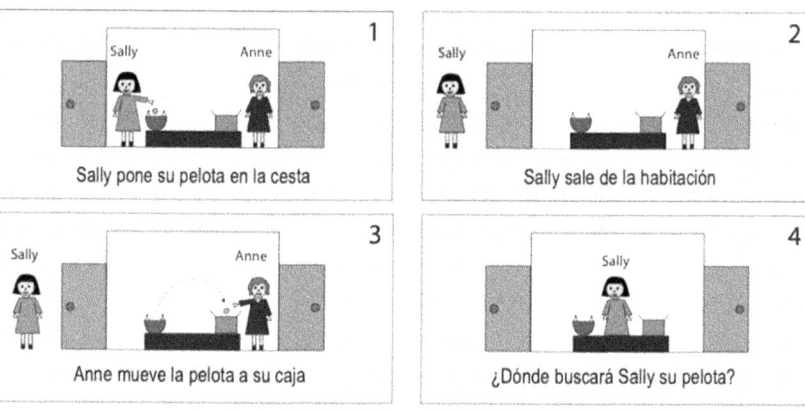

Figura 21: Test de Sally Anne para evaluar la falsa creencia.

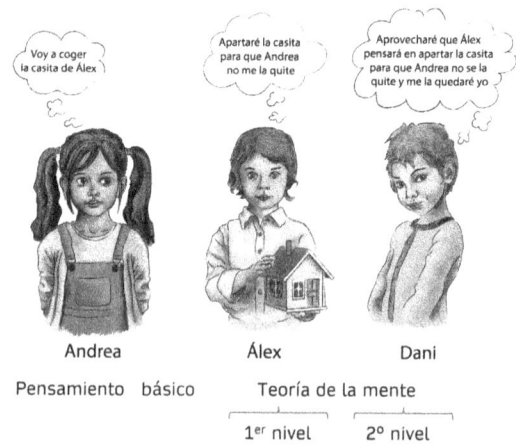

Figura 22: Evolución del pensamiento.

En la imagen anterior, Andrea presentaría un pensamiento básico, lineal o simple. Es decir, un pensamiento de órdenes directas "voy a coger", "voy a hacer", "quiero"... Un pensamiento básico (sin desarrollo de la teoría de la mente). Alex, por su parte, ya habría avanzado con el pensamiento y ya muestra la teoría de la mente de primer nivel. Este es el primer paso en el que puedes ponerte en el lugar del otro y tratar de "adivinar" sus intenciones. A partir de este proceso se pueden sentar las bases, por ejemplo, de la empatía y es cuestión de tiempo avanzar en posteriores niveles de la TM. Es el caso de Dani, ya no solo se da cuenta de lo que piensa Alex sino también Andrea. No se sabe con certeza cuantos niveles podemos llegar a desarrollar. Sin embargo, un ejemplo clásico de múltiples niveles de TM sería seguir una conversación similar a la siguiente:

Amigo 1. Juan está enfadado con María
Amigo 2. Sí, parece ser que Juan se enfadó con María por lo que María dijo a Simón y este a su vez a Rodrigo. La cuestión es que Rodrigo le comentó a Rocío que Juan no debería actuar así.

Esta evolución, por consiguiente, permite lo que vulgarmente se conoce como "lectura del pensamiento" que no deja de ser un ejercicio de atención a la información de dichas acciones para interpretarlas, dado que no se enfoca en una comunicación franca, pues el oyente no tiene un avance sobre el propósito del hablante (Sperber y Wilson, 2002). La identificación del propósito del hablante funciona en dos grados intencionales: comunicar el contenido al oyente e informar.

2.6.2.3. ¿Cómo se facilita el desarrollo de la TM?: principales hitos precursores de la TM

Existe un acuerdo generalizado en el que se afirma que la TM no surge de forma repentina entre los tres y los cinco años. Durante los dos primeros años irrumpe un nivel significativo de desarrollo en el entendimiento de la mente (Serrano Ortiz, 2012). Por lo tanto, varias investigaciones se han centrado en determinar qué clase de competencias sociocognitivas podrían influir o están involucradas en el desarrollo futuro de la comprensión de la mente en los infantes.

El primero de los hitos sería la atención conjunta que se desarrolla entre los nueve y doce meses. En este punto, las interacciones dejan de ser diádicas (entre niño y objeto o entre niño y adulto) a interacciones triádicas (Legerstee et al., 2002; Tomasello y Carpenter, 2007). Prestar atención a la misma referencia al mismo tiempo que un adulto es lo que denominamos atención conjunta. Los momentos de atención conjunta representan los inicios de la comprensión de la mente. Si bien cabe destacar que los niños empiezan a entender a los demás como seres intencionales más que mentales, esta comprensión es mucho más compleja y se da alrededor de los cuatro años (Serrano Ortiz, 2012).

El segundo acontecimiento relevante sería la comprensión de las intenciones. Este hito está relacionado, por un lado, con la comunicación intencional no verbal y, por otro, con la comprensión de las acciones como intencionales. Con respecto a la primera cuestión, entre el final del primer año y el comienzo del segundo año de vida, los niños comienzan a utilizar gestos con intención comunicativa explícita para orientar la atención del adulto hacia objetos o eventos fuera de las entidades involucradas en la interacción triádica (Serrano Ortiz, 2012). Dado que los gestos de señalar son un acto comunicativo consciente, el empleo y entendimiento de los gestos de señalar cobra una particular importancia en el campo de la comprensión de la mente de los niños (Carpendale y Lewis, 2006). Las señales iniciales del infante, conocidas como imperativos primitivos, están diseñadas para dirigir la atención de los demás hacia un objeto específico, ya sea solicitándolo u ordenando a otros que realicen una acción específica sobre él (Camaioni, 1997). A continuación, surgirá un gesto denominado protodeclarativo para compartir con los demás el interés o la atención sobre un objeto o evento en particular (Camaioni, 1997). Sin embargo, por diversas razones, solo los gestos con función declarativa se consideran antecesores de la TM (Tomasello et al., 2005). El uso de gestos declarativos primitivos significa que los niños ven a otras personas como seres conscientes con estados diferentes a los suyos. Además, los niños entienden que pueden influir en el estado de los demás.

En relación con comprensión de las acciones como intencionales, estas pueden verse como la capacidad de distinguir entre humanos y objetos. Durante los primeros meses, los bebés muestran un mayor interés en los estímulos sociales en comparación con el resto (Astington, 1998), así que los rostros, los sonidos y los movimientos se transforman en estímulos fascinantes para ellos (Walker-Andrews y Lennon, 1991). Esta competencia evoluciona durante el primer año de vida (Woodward, 1999). En este sentido, varios estudios han demostrado cómo los individuos más pequeños responden y esperan comportamientos diferentes en presencia de personas frente a objetos (Spelke et al., 1995). De esta forma, por ejemplo, Legerstee (1991) pudo observar en su estudio que los menores de cinco a ocho semanas imitaban los movimientos que los adultos producían con la boca y la lengua, pero no cuando esos movimientos eran producidos por objetos. Los primeros signos de esta comprensión aparecen entre los catorce y los dieciocho meses, tiempo durante el cual los bebés son capaces de comprender que las intenciones de una persona no necesariamente se corresponden con situaciones reales (Olineck y Poulin-Dubois, 2005).

Por su parte, Meltzoff (1995) fue uno de los primeros autores en centrarse en investigar la interpretación de los infantes acerca de las intenciones de los demás. Específicamente, en su estudio, los menores observaron a un adulto que intentó recrear una acción, pero nunca la terminó. Después de eso, los niños tienen que realizar las acciones que los adultos no finalizaron. La mayoría (80 %) realizó correctamente los movimientos previstos, a pesar de no ver toda la secuencia completa. Estos resultados sugieren que los menores de dieciocho meses ya entienden que el comportamiento de los demás es intencional y está dirigido a un objetivo. Dados estos datos, es razonable sugerir que los mayores de doce meses son capaces de mirar más allá del comportamiento fallido e inferir las verdaderas intenciones de los demás.

El tercer hito precursor de la TM estaría relacionado con las referencias sociales (la interacción social). Los menores empiezan a entender que el adulto de referencia asigna atributos positivos o negativos a los individuos, objetos y circunstancias, y que estos datos se manifiestan en sus reacciones afectivas (Moses et al., 2001). Este suceso se conoce como referencia social y su interpretación puede percibirse a partir del año (Walden y Ogan, 1988). Este tipo de información es muy beneficiosa para ellos, en particular cuando los infantes desconocen cómo actuar en circunstancias novedosas (Walden y Ogan, 1988). Respecto a la TM, Moses et al. (2001) argumentan que la referencia social, concebida como la capacidad para interpretar el enfoque de atención del adulto, podría representar uno de los primeros hitos hacia el progreso de la comprensión en los niños. De esta forma, se aprecia que los niños menores de un año ya tienen la habilidad de descifrar información afectiva (como discriminar entre diversas expresiones faciales (Kuchuk et al., 1986) o diferentes patrones de entonación (Fernald, 1993).

Por último, resulta fundamental hablar del rol del lenguaje y concretamente del empleo de términos mentales en las acciones de comunicación espontáneas. Whiten (1991) sostiene que ideas como el conocimiento, el pensamiento o el anhelo se emplean para caracterizar el mundo mental. Respecto a la percepción de dichas expresiones lingüísticas, los menores empiezan a emplear términos mentales en sus diálogos alrededor de los 24 meses. Inicialmente, la utilización de estos términos se manifiesta en expresiones como "yo pienso que" o "¿sabes qué?" (Shatz et al., 1983). Gradualmente, la utilización de estos conceptos se transforma de forma cada vez más habitual, ya que se emplean para señalar las propias convicciones, ideas o emociones, además de otros estados mentales (Repacholi y Gopnik, 1997).

Varios investigadores indican que la exposición de los infantes a discutir su condición mental impacta en el progreso de la TM. Por ejemplo, Ruffman et al. (2002) descubrió que la utilización de verbos, por parte de las madres, relacionados con el estado mental influía de manera positiva en su rendimiento. Además, Dunn et al. (1991) descubrieron que no solo el discurso de esta tenía un impacto relevante, sino que también la utilización de estos verbos en otros familiares cercanos ejerce un efecto positivo. En este contexto, otras investigaciones encontraron hallazgos parecidos (Peterson, 2000). De acuerdo con ellos, la posibilidad de involucrarse en actividades con parientes o su grupo de pares brinda vivencias que propician un debate acerca de otros pensamientos o sentimientos.

2.6.2.4. Hitos evolutivos hasta los cinco años

Las primeras contribuciones que concuerdan con la comprensión de la relación entre ver y saber se originaron en el estudio llevado a cabo por Wimmer et al. (1988). Los autores realizaron tres investigaciones experimentales con infantes de entre tres y cinco años con el objetivo de explorar la capacidad de los menores para distinguir entre el desconocimiento y el saber. Para ello, se exhibió la misma caja a dos niños, que estaban en la misma habitación. En ocasiones, el contenido de esa caja fue mostrado a uno de ellos y en otras a ambos. El objetivo era evaluar si ambos menores, o el segundo, sabían o no el contenido de la caja. Por lo general, los hallazgos señalan que la mayor parte de los menores de tres años no lograron superar exitosamente la tarea, dado que aseguraron conocer el contenido de la caja, aunque no lo habían observado, o bien señalaron que el primer infante que accedió al contenido de la caja desconocía lo que contenía. No obstante, los niños de cuatro años demostraron un mejor rendimiento en este tipo de actividad.

Los menores no logran diferenciar el engaño de los chistes. Parece que esta diferenciación comienza a abarcar desde los seis hasta los ocho años (nunca antes de haber obtenido el segundo orden de la teoría de la mente, aunque sea en sus momentos iniciales). Los elementos más analizados son la interpretación de las ironías y las mentiras. A pesar de que también se ha tratado la diferencia entre engaños, mentiras, chistes e ironías, además de su relación con otras figuras, como las metáforas.

Por último, la comprensión de los anhelos y deseos, junto con los sentimientos, son los primeros estados mentales que surgen en el habla natural del infante. Alrededor de los treinta meses, los niños expresan de manera natural sus anhelos, así como los deseos de los demás. Repacholi y Gopnik (1997) han descubierto que alrededor de los dieciocho meses, los menores ya pueden entender que un individuo puede poseer anhelos diferentes e incluso contrarios a los propios. Adicionalmente, en esta etapa los niños explican y anticipan el comportamiento a través de la asignación de deseos.

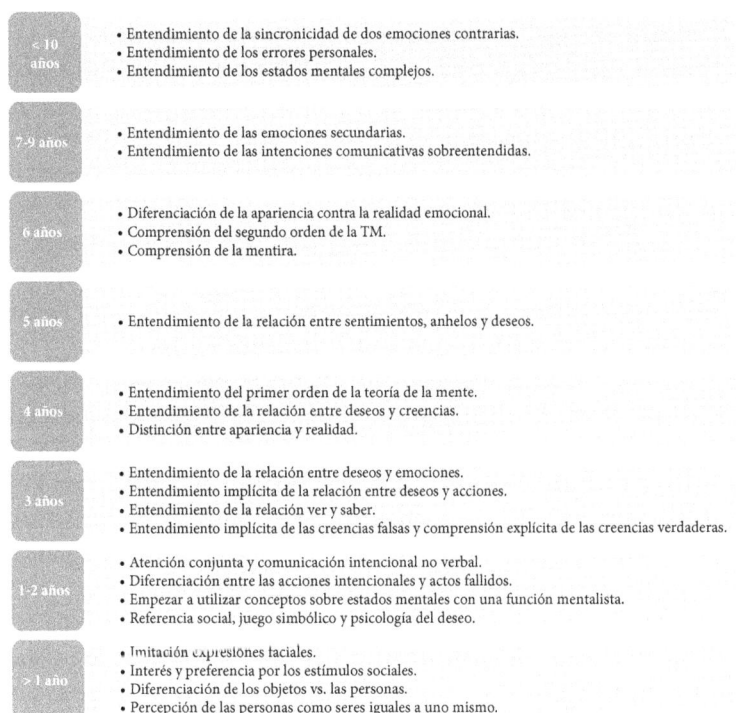

- < 10 años
  - Entendimiento de la sincronicidad de dos emociones contrarias.
  - Entendimiento de los errores personales.
  - Entendimiento de los estados mentales complejos.

- 7-9 años
  - Entendimiento de las emociones secundarias.
  - Entendimiento de las intenciones comunicativas sobreentendidas.

- 6 años
  - Diferenciación de la apariencia contra la realidad emocional.
  - Comprensión del segundo orden de la TM.
  - Comprensión de la mentira.

- 5 años
  - Entendimiento de la relación entre sentimientos, anhelos y deseos.

- 4 años
  - Entendimiento del primer orden de la teoría de la mente.
  - Entendimiento de la relación entre deseos y creencias.
  - Distinción entre apariencia y realidad.

- 3 años
  - Entendimiento de la relación entre deseos y emociones.
  - Entendimiento implícita de la relación entre deseos y acciones.
  - Entendimiento de la relación ver y saber.
  - Entendimiento implícita de las creencias falsas y comprensión explícita de las creencias verdaderas.

- 1-2 años
  - Atención conjunta y comunicación intencional no verbal.
  - Diferenciación entre las acciones intencionales y actos fallidos.
  - Empezar a utilizar conceptos sobre estados mentales con una función mentalista.
  - Referencia social, juego simbólico y psicología del deseo.

- > 1 año
  - Imitación expresiones faciales.
  - Interés y preferencia por los estímulos sociales.
  - Diferenciación de los objetos vs. las personas.
  - Percepción de las personas como seres iguales a uno mismo.

Figura 23: Hitos evolutivos.
Fuente: Obtenido de Serrano Ortiz (2012)

2.6.2.5. ¿Qué relación existe entre el lenguaje y la TM?

El lenguaje y la TM son dos competencias íntimamente vinculadas, y este es un asunto que tiene una gran aceptación. Generalmente, se habla del nivel interindividual cuando nos referimos a los intercambios conversacionales. En este sentido, las investigaciones llevadas a cabo con gemelos (monocigóticos y dicigóticos) nos llevan a creer que los elementos ambientales pueden justificar de manera significativa la discrepancia en el desempeño en tareas de entendimiento mental. En cuanto a los elementos del entorno, es importante resaltar que algunos autores proponen que el ambiente lingüístico y, en particular, los diálogos, influyen de manera determinante en el progreso de la TM. Respecto al ambiente lingüístico del infante, las conexiones entre los diálogos familiares y la interpretación de la mente en el infante se han vuelto un asunto de particular relevancia, principalmente debido a la relevancia del lenguaje materno en el progreso de la TM.

Por su parte, en relación con el nivel intraindividual, asociado a la TM, se puede indicar que el lenguaje (al igual que la TM) es una estructura compleja que engloba diversas capacidades o subdominios del sistema lingüístico (Hoff, 2014). Durante el crecimiento de los menores, se manifiestan diversos elementos lingüísticos vinculados a la forma, tales como la fonología, la morfología y la sintaxis. Adicionalmente, se fomenta el entendimiento del sentido del léxico y de otras estructuras lingüísticas. Igualmente, el lenguaje o el proceso de adquisición del sistema lingüístico abarca la capacidad para interpretar y comunicar correctamente los significados en interacciones comunicativas. Para ello, se tiene en cuenta la sintaxis y la semántica.

La sintaxis se refiere al elemento del idioma responsable de ordenar las palabras en una frase. Los hallazgos de múltiples investigaciones indican que la habilidad gramatical es un antecesor crucial en el progreso de la TM y, en particular, en el entendimiento de la creencia falsa. De acuerdo con Plaut y Karmiloff-Smith (1993), las capacidades sintácticas facilitan la representación de diferentes estados en un mismo referente y, en consecuencia, agilifican o promueven el pensamiento acerca de las creencias falsas.

La semántica (y otras facetas de la lengua) se refiere al sentido que ganan las palabras y las frases. El entendimiento del significado de cada palabra se logra a través del uso que se realiza por los individuos más expertos de la comunidad. La interpretación tradicional de las palabras se fortalece mediante la interacción con los integrantes de la comunidad lingüística. Desde el uso que los menores observan y hacen ellos mismos, aprenden el significado tradicional de las diferentes palabras (Nelson, 2005). Conforme los infantes adquieren mayores habilidades semánticas, su implicación en los intercambios lingüísticos se incrementará (Huttenlocher et al., 1991). Por lo tanto, investigadores como Dunn et al. (1991) o Nelson (1996) sostienen que las competencias semánticas promueven la participación de los menores en las interacciones decarácter verbal y que estas interacciones son esenciales para el progreso de la TM.

Para finalizar este apartado, nos centraremos en enumerar las dificultades que aparecerían en caso de no desarrollar la TM:

- Problemas para anticipar el comportamiento de los demás
- Dificultades para identificar las intenciones de los demás y entender las auténticas razones que orientan sus comportamientos
- Problemas para comprender las emociones ajenas, lo que provocará una escasez de respuestas empáticas
- Problemas para entender si sus acciones o comentarios impactarán a los demás e influirán en las opiniones de los demás sobre él
- Al proporcionar cualquier tipo de información, presentan problemas para considerar el grado de entendimiento del interlocutor respecto al tema en cuestión.
- Dificultades para prever las opiniones de los demás acerca de su conducta o dificultades para mentir y entender los engaños
- Problemas para entender las interacciones sociales, lo que puede generar dificultades al respetar turnos, mantener el asunto del diálogo y conservar un contacto visual apropiado

2.7. Recapitulación

Este segundo capítulo se ha centrado en los niveles de análisis de los trastornos del lenguaje, en su caracterización y taxonomía. Para ello, se han considerado los diferentes niveles de análisis lingüístico (fónico-fonológico, morfosintáctico, léxico-semántica y pragmático), teniendo en cuenta, además, que estos niveles atienden a la forma, al contenido y al uso del lenguaje.

La forma del lenguaje incluye aspectos relacionados con la articulación o la fluidez. Abarca, por tanto, los niveles fónico-fonológico y morfosintáctico.

El contenido del lenguaje explora las relaciones de significado que se establecen entre las unidades lingüísticas producidas y los elementos de su entorno; comprende, por consiguiente, el nivel léxico-semántico. Por último, el uso del lenguaje está relacionado con el nivel pragmático, con aprender a usar el lenguaje para transmitir información, regular el comportamiento de los demás, formular preguntas, expresar sus sentimientos, etc.

En el caso de las perturbaciones relacionadas con el sistema fónico-fonológico, se han descrito patologías asociadas como, por ejemplo, el TEL (trastorno específico del lenguaje), el retraso simple del lenguaje o el retraso del habla. En relación con las perturbaciones del sistema morfosintáctico, se han explicado las principales características del agramatismo. Al respecto de las perturbaciones de la representación léxico-semántica se han descrito los síntomas más comunes de las alteraciones de este nivel, como la anomia, las perseverancias o las glosomanías semánticas. Finalmente, a la hora de aclarar las perturbaciones del sistema pragmático, se ha expuesto en qué consiste la Teoría de la Mente y cuáles son las principales dificultades a las que se enfrentan los sujetos que no han desarrollado esta teoría.

3. Alteraciones de la fluidez del habla

3.1. Introducción

Las alteraciones de la fluidez del habla presentan una diversidad de trastornos que afectan a la comunicación oral. Cada trastorno presenta características muy diferentes que terminan afectando a la vida cotidiana. A lo largo de este capítulo exploraremos la disfemia o tartamudez (caracterizado por alteraciones en la fluidez del lenguaje), las disglosias (trastornos de la articulación que surgen por causas orgánicas), la disfonía (alteraciones en el timbre, producción de sonidos o cambios en la calidad de la voz), las disartrias (dificultades en la pronunciación originadas en el sistema nervioso), las dislalias (dificultades en la articulación de los sonidos del lenguaje por omisión, sustitución, distorsión...) y las afasias (trastornos del lenguaje debido a lesiones cerebrales).

3.2. Disfemia o tartamudeo

La disfemia (del griego δυσ —dificultad— y φημία —habla—) también recibe los nombres de *espasmofemia* o *disfluencia en el habla*. Para poder comprender adecuadamente el trastorno debemos retrotraernos siglos atrás ya que, como nos indica la Fundación Española de la Tartamudez, se encuentran casos de reconocidos personajes que la padecieron, como, por ejemplo, Demóstenes, un importante político ateniense del siglo IV a.C., que, fue uno de los oradores más importantes de la antigua Grecia. La antigüedad con la que se registra este trastorno explica por qué es uno de los más estudiados diacrónicamente, gracias a lo cual ha habido diversas opiniones sobre su surgimiento, causas e, incluso, tratamiento.

En relación con el concepto, la definición aportada a finales del siglo XIX por el psicoanalista Sigmund Freud decía que la tartamudez "podría tener algo que ver con un conflicto en las funciones excrementicias, puesto que la elocución implica el acto de expulsar algo de la persona al mundo externo. Concluyó, por tanto, que los bloqueos tenían que representar una forma de estreñimiento" (Fundación Española de la Tartamudez, 2014). Por su parte, Orton (1937) en su estudio del siglo XX desarrolló la teoría de la dominancia cerebral y afirmó, como recoge la Fundación Española de la Tartamudez (2014), que "la tartamudez era el resultado de un conflicto entre los hemisferios derecho e izquierdo del cerebro por controlar el habla". También en el siglo XX han visto la luz teorías de base conductista o genetista que pretenden dar una explicación a este trastorno. Se pueden encontrar explicaciones para la tartamudez como la dada por el reconocido filósofo griego Aristóteles quien decía "que las personas tartamudeaban porque pensaban más rápido de lo que podían hablar" y señala a la lengua como responsable al ser incapaz de seguir la velocidad con la que fluían las ideas.

El diccionario de la Real Academia Española (2014) explica que tartamudear es hablar o leer con pronunciación entrecortada y repitiendo las sílabas. Por su parte, la Organización Mundial de la Salud (OMS) en su Clasificación Internacional de Enfermedades y otros Trastornos (CIE 10) de 2014 indicó que la disfemia se distingue por reiteraciones o prolongaciones constantes de sonidos, sílabas o palabras, así como por abundantes muletillas o silencios que interrumpen el ritmo del habla. Se trata de una alteración del ritmo del habla, donde la persona sabe con precisión lo que desea expresar, pero, simultáneamente, no puede expresarlo debido a reiteraciones, prolongaciones e interferencias no intencionadas de los sonidos. Así, la Fundación Española de la Tartamudez expone que se trata de

> un trastorno de la comunicación (no un trastorno del lenguaje) que se caracteriza por interrupciones involuntarias del habla acompañadas de tensión muscular en cara y cuello, miedo y estrés. Estas características son la expresión visible de la interacción de determinados factores orgánicos, psicológicos y sociales que determinan y orientan en el individuo la conformación de un ser, un hacer y un sentir con características propias. Los efectos psicológicos de la tartamudez pueden ser severos afectando el estado de ánimo de la persona de forma continua llegando a ser causa en muchos casos, de un importante aislamiento social.

Si se acude al manual DSM-5-TR, la característica esencial de la tartamudez es una dificultad para mantener la fluidez y estructuración del habla, que es inapropiada para la edad del sujeto. El trastorno se caracteriza por frecuentes repeticiones o prolongaciones de sonidos o sílabas. Pueden aparecer interjecciones, fragmentaciones de palabras, bloqueos, silencios, circunloquios, sustituciones, repeticiones de palabras monosilábicas... Todos estos síntomas interfieren en el rendimiento académico o laboral de la persona y en la comunicación social. Concretamente, los criterios diagnósticos serían los siguientes, según el DSM-5-TR:

A. Alteraciones de la fluidez y la organización temporal normales del habla que son inadecuadas para la edad del individuo y las habilidades de lenguaje, persisten con el tiempo y se caracterizan por la aparición frecuente y notable de uno (o más) de los siguientes:
   a. Repetición de sonidos y sílabas
   b. Prolongación de sonidos de consonantes y vocales
   c. Palabras fragmentadas
   d. Bloqueo audible o silencioso
   e. Circunloquios
   f. Palabras producidas por un exceso de tensión física
   g. Repetición de palabras completas monosilábicas
B. La alteración causa ansiedad al hablar o limitaciones en la comunicación eficaz.
C. El inicio de los síntomas se produce en las primeras fases de desarrollo.
D. La alteración no se puede atribuir a un déficit motor o sensitivo del habla o disfluencia asociada a un daño neurológico.

3.2.1. Pero... ¿qué es la tartamudez?

La disfemia ha sido considerada como un trastorno particular (tartamudez idiopática) sin una etiología clara y sin lograr identificar una patología cerebral relacionada. No obstante, en tiempos recientes, los estudios de neuroimagen funcional y los potenciales cognitivos evocados han evidenciado alteraciones funcionales en el cerebro, con una base biológica asociada a la tartamudez. Además, se están encontrando diferencias en el volumen de masa encefálica en áreas vinculadas a la fluidez del habla entre pacientes disfémicos y personas que hablan fluidamente (Sangorrín García, 2005). También se han documentado cambios en estas anomalías cerebrales tanto estructurales como funcionales tras recibir terapia para la tartamudez. Desde hace un tiempo, se acepta que la tartamudez tiene un origen fisiológico cerebral, desvinculándola de otros trastornos psicopatológicos.

La incidencia de este trastorno en la población es del 0,75 %, mientras que se estima que alrededor del 5 % de los preescolares atraviesan episodios de tartamudez durante algunos meses (Sangorrín García, 2005). Esta tartamudez es considerada anormal dentro de este grupo y se distingue de la falta de fluidez típica (o 'no fluidez normal') que se observa en todos los infantes de esta edad. Por lo tanto, no todos los niños en esta etapa tartamudean, sino solo un 5 %.

La tartamudez o disfluencia se diferencia de la no fluencia normal especialmente en la rapidez de las repeticiones, la corta duración de las vocales, las prolongaciones de sonidos con un exceso de tensión muscular, los bloqueos en el habla, y el esfuerzo evidente para comunicarse (Sangorrín García, 2005). En ciertas situaciones, puede resultar complicado establecer si la fluidez es normal o no, y necesitar un análisis más detallado.

Para los infantes de educación infantil que tartamudean, o sea, cuando su habla muestra variaciones importantes en comparación con la 'normal falta de fluencia', es necesario identificarlos lo más pronto posible, dado que esto podría ayudar a actuar y reducir el peligro de que estos experimenten una tartamudez complicada. A pesar de que el desarrollo natural suele favorecer el progreso de un habla fluida, en ciertos casos entre los menores este trastorno puede ser severo, incluso arduo, presentando problemas en el comportamiento comunicativo (Sangorrín García, 2005). En la etapa preescolar, cuatro de cada cinco infantes que tartamudean superarán el desafío. Por lo tanto, uno de cada cinco menores desarrollará un trastorno de tartamudez crónica o persistente. El índice de niños de educación infantil que tartamudean prevalece sobre las niñas (3 a 2). Esta relación se incrementa con la edad (5 a 1), lo que significa que las niñas resuelven esto con mayor éxito que los niños. Se estima que en un 80 % de los casos de menores que tartamudean en la etapa infantil, el trastorno se resuelve dentro de los dos años posteriores a su surgimiento, especialmente cuando recibe un tratamiento apropiado para su habla (Sangorrín García, 2005).

La intervención temprana, que incluye la orientación a los progenitores y la atención al infante en función de las necesidades del caso, incrementan las oportunidades de solucionar el problema. Siempre es posible y necesario disminuir la dificultad o empeoramiento que este trastorno frecuentemente presenta en aquellos casos donde persiste durante la infancia y tiende a tornarse crónico. La figura 24 muestra el diagrama progresivo de la tartamudez.

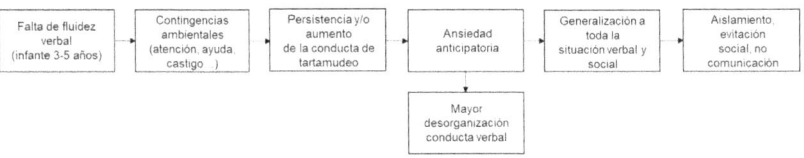

Figura 24: Esquema evolutivo y conductual del tartamudeo.
Fuente: Gallardo Ruiz y Gallego Ortega (2003d, p. 261)

La sintomatología, siguiendo a Millán Carrasco (2018), se caracteriza por la no-fluencia normal, o el habla ambigua en la temprana infancia, hecho que se puede considerar normal en la adquisición del lenguaje del infante. Es habitual que en menores que todavía están en la etapa de aprendizaje del lenguaje se presenten casos de tartamudez, lo que podría alarmar a las familias. Sin embargo, es necesario entender que estos periodos son normales y que hasta que un menor asimile completamente el lenguaje, es habitual que surjan obstáculos y problemas en el ritmo de su habla. Asimismo, los factores de retraso del lenguaje provocan un habla irregular, con extensos silencios y reiteraciones de palabras debido a la dificultad para expresar el pensamiento en el lenguaje (disfluencia semántica y sintáctica). En este escenario, la ausencia de estímulo o el retraso en la maduración del infante igualmente pueden provocar un discurso inseguro. Sin embargo, para suplir esta ausencia de motivación en el ambiente escolar, se disponen de múltiples recursos y competencias de los profesores en el entorno educativo. Entre los programas de estimulación, se incluyen talleres dirigidos por el maestro terapéutico o expertos en Audición y Lenguaje (PT/AL) con el objetivo de ejercitar la musculatura orofacial, aproximar a los niños al sonido adecuado de cada fonema, ejercicios de respiración y soplo, etc. que generalmente se realizan en preescolar. Por último, en relación con la sintomatología, se ve como existen problemas de fluidez verbal debido a razones neurológicas.

3.2.2. Etiología

Millán Carrasco (2018) destaca la existencia de factores genéticos, fisiológicos, psicosociales y lingüísticos.

Según los factores genéticos, los menores con antecedentes familiares con tartamudez son más propensos a padecer dicho trastorno; ahora bien, esta afirmación aceptada por parte de los investigadores también pone de relieve que (1) la disfemia es tres veces más frecuente en hogares con individuos disfémicos. (2) El problema se manifiesta más en varones que en mujeres. (3) Se ha identificado la tartamudez en un 90 % de las parejas de gemelos monocigóticos y de un 25 % si son dicigóticos. (4) El porcentaje de incidencia de tartamudez entre familiares de individuos con disfemia es del 14 %.

Los factores fisiológicos se centran en resaltar las diferencias al comparar muestras electroencefalográficas en pacientes con tartamudez porque muestran problemas procesales en el hemisferio dedicado al habla, así como en la planificación y ejecución del habla. Es interesante otro factor que aquí nos menciona la logopedia y que en otros estudios se introduce en los factores psicosociales: el temperamento, es decir, la reacción del niño con signos de estrés y tensión muscular ante situaciones o personas nuevas. También se encuentran diferencias en la actividad del oído medio y en el procesamiento auditivo.

En cuanto a los factores psicosociales, el tercer tipo de factor etiológico que expone Millán Carrasco (2018), estos están relacionados con el entorno del menor y pueden derivar en situaciones de temor, baja autoestima o ansiedad social, provocadas por (1) una actitud crítica de los padres o del interlocutor respecto a su discurso, (2) la concentración en los fallos que pueden provocar miedo y angustia, (3) una elevada demanda de los padres o adultos de referencia que pueden perpetuar el conflicto, (4) una limitada capacidad social, aislamiento, miedo o baja autoestima en el menor, y (5) la vivencia de situaciones de tensión o disputa.

En último lugar, los factores lingüísticos, son los que tienen lugar en el desarrollo lingüístico del niño, pero también en su desarrollo cognitivo. Ambos, por no producirse de forma "normal", dan lugar a ciertos retrasos o problemas de diversa índole en su adquisición del lenguaje. De esta forma, se aprecia que la conexión entre las dificultades en la fluidez y el progreso de la adquisición de la lengua hacen que existan más problemas en el campo del lenguaje y que obtengan calificaciones inferiores respecto a su grupo de pares.

3.2.3. Clasificación

Se pueden hablar de cuatro tipos de disfemia: disfemia neurogénica o aprendida, disfemia psicógena, disfemia de desarrollo o evolutiva, disfemia encubierta

La disfemia neurogénica o aprendida se origina por algún tipo de lesión cerebral. Además, la tartamudez puede presentarse en cualquier parte del vocablo y son personas que tartamudean hasta cuando cantan o susurran. Estos pacientes no exhiben temor o ansiedad. La disfluencia del habla surge debido a un daño o patología cerebral en un individuo que previamente poseía las aptitudes adecuadas para un habla fluida o normal. En estas afecciones, los trastornos de la fluidez suelen mantenerse constantes y aparecer en diferentes contextos comunicativos, es decir, sin fluctuaciones y sin mostrar ansiedad al tartamudear. El estudio de la disfemia neurogénica está proporcionando información relevante para entender la tartamudez, que, en la gran parte de las situaciones, no está vinculada a lesiones cerebrales, pero en la que se reconoce la presencia de un elemento disfuncional en el sistema nervioso central que se puede evidenciar a través de exámenes de neuroimagen.

La disfemia psicógena es la menos habitual y se origina por un trauma grave. Se produce en la etapa adulta, sin razón neurológica, con poca influencia emocional. Se trata de un trastorno muy raro, cuyo origen es un fenómeno de estrés. La taquifemia es un trastorno evolutivo específico caracterizado por disfluencias asociadas a un habla poco comprensible y demasiado rápida. Parece impactar menos al individuo que la disfemia e, inicialmente, podría ser más manejable.

La disfemia de desarrollo o evolutiva es el tipo de tartamudez más frecuente. Suele presentarse cuando un infante está en el proceso de adquirir el lenguaje, generalmente entre los dos y los cinco años. Cuando el menor comienza a enfrentarse a estructuras gramaticales más complejas, puede experimentar ciertas difluencias propias de esta etapa de aprendizaje, lo que se conoce como disfemia funcional. Algunos manejarán adecuadamente esta situación y superarán esta fase. Sin embargo, otros, si se dan las condiciones apropiadas en cuanto a intensidad y relación, reaccionarán a estas difluencias desarrollando estrategias para afrontarlas (como la tensión y el esfuerzo al hablar) y para ocultarlas (evitando comunicarse). Es en este punto donde el trastorno puede volverse crónico, lo que requiere intervención inmediata.

En esta disfemia se exceptúan aquellos que presentan un retraso en el desarrollo del lenguaje o del habla, así como aquellos con síndrome de Down, que pueden experimentar la tartamudez en etapas posteriores. En la mayoría de los casos, la disfemia aparece sin razones evidentes. Sin embargo, en un grupo específico de casos, se identifican factores estresantes que pueden actuar como desencadenantes; en este grupo particular, la presencia de antecedentes familiares de tartamudez es menos común en comparación con la mayoría y, además, suelen prevalecer rasgos de personalidad asociados con una alta reactividad afectiva o niveles de ansiedad.

La característica principal de esta disfemia es la interrupción en la coarticulación, que suele ocurrir al comienzo de las oraciones. Esto da lugar a diferentes tipos de disfluencias, como repeticiones parciales de sílabas y prolongaciones silenciosas o sonoras de sonidos al hablar. Aunque la persona sabe qué quiere expresar y cómo hacerlo, experimenta un aumento en la tensión muscular y esfuerzos al intentar comunicarse, especialmente cuando el niño se da cuenta de la dificultad. Si el trastorno se mantiene por más de dos años desde su inicio, se convierte en crónico y se puede complicar con otros síntomas, como logofobia, conductas de evasión y actitudes negativas hacia la comunicación, lo que a menudo afecta su rendimiento social, escolar y profesional.

Por último, en la disfemia encubierta el paciente presenta problemas que afectan su capacidad para articular palabras de manera fluida. No obstante, estas dificultades son apenas notables para quienes lo escuchan. Este fenómeno se observa en personas que han sufrido de disfemia anteriormente; aunque han logrado mejorar su fluidez, todavía experimentan ciertas dificultades al hablar con soltura o tienen una fluidez que puede ser inestable o frágil. Además, esta forma de tartamudez también se manifiesta en algunos individuos que padecen fobia social, que sienten que enfrentan problemas para mantener un habla fluida.

3.2.4. La disfemia según la disfluencia concreta

Independientemente del tipo de tartamudez que se presente, esta puede manifestarse según el tipo de disfluencia que manifieste el individuo en tónica, clónica y mixta (Gallardo Ruiz y Gallego Ortega, 2003d). La disfluencia tónica se distingue por las diversas interrupciones provocadas por espasmos. El paciente presenta rigidez y tensión en su rostro durante las interrupciones.

Es la que muestra un peor diagnóstico. La disfluencia clónica se distingue por la repetición de letras y sílabas (más comunes en consonantes que en vocales) y se producen principalmente al comienzo de la palabra. La disfluencia mixta (también conocida como tónico-clónica o clónico-tónico) es la forma más común, ya que es complicado identificar un disfémico puro tónico o clónico, porque la mayoría mezclan ambas manifestaciones.

Tabla 4: Escala de la severidad de la disfemia

	Frecuencia (por palabras habladas)	Esfuerzo	Rasgos Secundarios
Muy ligera	1 %	Sin tensión aparente	--
Ligera	2 %	Tensión perceptible. Se supera con facilidad.	Mínimos (apertura de ojos, parpadeos, movimiento de la musculatura facial).
Moderada	7 %	Tensión clara de unos dos segundos de duración.	Movimientos perceptibles de la musculatura facial.
Grave	15 %	Tensión clara de dos a cuatro segundos de duración.	Movimientos perceptibles de la musculatura facial.
Muy grave	25 %	Esfuerzo considerable (cinco o más segundos)	Actividad muscular enérgica, facial u otra cualquiera.

Fuente: Wingate (1976)

Tabla 5: Disfluencias anormales en el lenguaje hablado

Disfluencias consideradas anormales
Repeticiones de sonidos "p-p-p-p-papá"
Repeticiones de sílabas: "pa-pa-pa-papá"
Más de dos repeticiones por palabras cortas: "pues... pues... pues... pues quiero eso"
Alargamiento de sonidos con una duración de varios segundos "teeeeeeeengo"
Bloqueos o interrupciones del flujo del aire

(Continuación)

Tabla 5: *(Continuación)*

Disfluencias consideradas anormales
Silencios tensos entre las palabras ¿quieres [silencio largo con la boca abierta] jugar conmigo?
Palabras partidas "pa...tata"
Tensión mientras se habla. Hay esfuerzos para emitir palabras
Movimientos asociados al habla en la cara o el cuerpo, de esfuerzo y tensión: cerrar los ojos, hacer muchas, mover el cuello o las manos para ayudarse mientras está bloqueado
Velocidad rápida del habla. Cambia el volumen o el tono
La frecuencia de esas dificultades es de más del 10 %
Expresión de preocupación del menor o de los progenitores por la forma de hablar
Temor o ansiedad asociada al habla por parte del menor o los progenitores
Evitación de hablar

Fuente: información obtenida de Fernández Zúñiga y Gambra (2014, p. 108)

3.3. Disglosias

Los trastornos en la articulación de los fonemas, conocidos como disglosias, son provocados por alteraciones en los órganos periféricos del habla y no tienen un origen neurológico central. Anteriormente, estos trastornos eran clasificados como dislalias orgánicas (Gallardo Ruiz y Gallego Ortega, 2003b; Perelló Scherdel, 2014). Las disglosias pueden surgir por diversas razones y afectan distintas partes del aparato fonador, ya sea de manera aislada o en combinación. Se pueden clasificar en malformaciones congénitas, trastornos del crecimiento, parálisis periféricas, traumatismos, entre otros. Desde una perspectiva anatómica, se pueden distinguir varios tipos de disglosias: labiales, mandibulares, linguales, palatinas y nasales.

3.3.1. Disglosia labial

El trastorno de la articulación de los sonidos del lenguaje por alteración de la forma, fuerza o consistencia de los labios se llama disglosia labial. Entre las causas más frecuentes se encuentra el labio leporino, el frenillo labial superior hipertrófico, la fisura del labio inferior, la parálisis facial, la macrostomía, las heridas labiales y la neurología del trigémino.

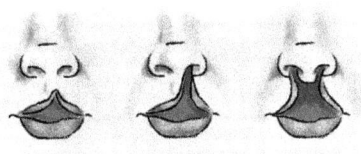

Figura 25: Tipos de labios leporinos.

En el labio malformado se encuentran todos los componentes anatómicos de un labio normal, aunque estos aparecen desubicados y, en muchas ocasiones, presentan hipoplasia. En el caso del labio leporino unilateral, la nariz del lado afectado se halla mal alineada, tendiendo a orientarse horizontalmente. El ala nasal está achatada y caída, y su localización es más posterior y exterior en comparación con lo habitual. La columela presenta una longitud reducida y tanto esta como el tabique nasal se desvían hacia el lado sano. La pirámide nasal puede presentar hiperplasia en todas sus dimensiones. En el labio leporino bilateral, la porción central muestra hipoplasia tanto en su capa externa como en la mucosa subyacente. También se observa una disminución en la altura y el grosor, resultado del subdesarrollo del músculo orbicular del labio superior en esta área. Es común que el hueso intermaxilar sobresalga, lo que complica aún más la articulación.

Tabla 6: Proporción de labios leporinos sobre el total

Labio leporino unilateral simple (LUS)	33 %
Labio leporino unilateral total (LUT)	48 %
Labio leporino bilateral simple (LBS)	7 %
Labio leporino bilateral simple (LBT)	12 %
Labio leporino medio	Muy poco frecuente

Fuente: información obtenida de Perelló Scherdel (2014, p. 66)

En la disglosia labial, durante el habla, el labio superior permanece inmóvil, mientras que la movilidad del inferior es la adecuada. La condición de los músculos de los labios provoca que su contracción se oriente a distanciar más la hendidura de los labios. Las comisuras labiales pueden ser separadas, sin embargo, el desplazamiento del labio superior hacia adelante, tal como sucede con las vocales /o/ y /u/, resulta inviable. En estos casos, es inviable articular /b/ o /p/ en labios leporinos bilaterales que son cortos, insuficientes y poco carnosos. En estas situaciones, los fonemas bilabiales se generan a través del contacto entre la lengua y el maxilar superior, mientras que en la /m/ se producen a través de un golpe de glotis.

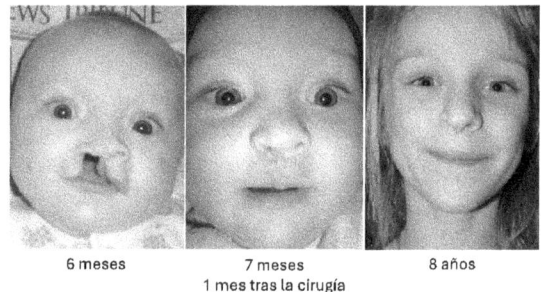

6 meses   7 meses   8 años
           1 mes tras la cirugía

Figura 26: Evolución de la cicatriz en la misma niña.
Fuente: imágenes de dominio público de WikiMedia Commons (autor: King97tut)

3.3.2. Disglosia dental y mandibular

La disglosia mandibular se refiere a una dificultad en la pronunciación de los sonidos del lenguaje debido a una alteración en la forma de uno o ambos maxilares. Esto puede tener origen congénito, ser resultado de un desarrollo anómalo, o surgir por intervenciones quirúrgicas o traumatismos. Asimismo, dentro de este grupo de disglosias se considerarían las anomalías dentales siempre que influyan en la pronunciación.

3.3.3. Disglosia lingual

La disglosia lingual implica una alteración en la producción de los sonidos del lenguaje provocada por un problema orgánico de la lengua. La velocidad, precisión y coordinación de los movimientos linguales son fundamentales para una correcta articulación. Las condiciones que limitan la movilidad de la lengua incluyen la anquiloglosia, la parálisis, la pérdida de tejido por quemaduras, la glosectomía, la macroglosia, y la parálisis unilateral o bilateral del nervio hipogloso, así como diversas malformaciones congénitas de la lengua.

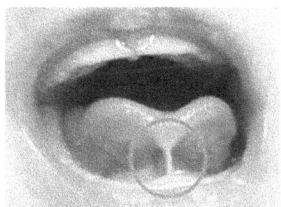

Figura 27: Frenillos que provocan disglosia lingual.
Fuente: Borja (2020)

3.3.4. Disglosia palatina

La disglosia palatina se refiere a la modificación en la articulación de los sonidos del lenguaje causada por cambios orgánicos en el paladar óseo y el velo del paladar. Esta puede presentarse de diversas formas: la fisura palatina (muy común); la fisura submucosa; el paladar corto, y otras anomalías menos comunes, tales como parálisis funcionales y traumatismos que impactan en la zona del paladar.

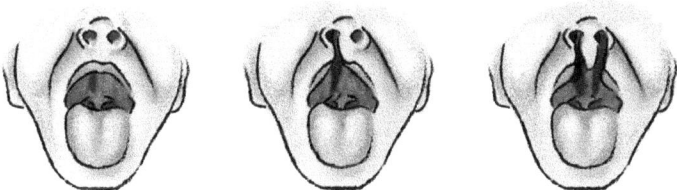

Figura 28: Disglosias palatinas.

Dentro de las disglosias palatinas, se puede hablar de la fisura palatina que es una anomalía congénita donde las dos mitades del paladar no se encuentran en una línea central (Gallardo Ruiz y Gallego Ortega, 2003b). Las razones de la fisura palatina pueden ser exógenas o endógenas y las articulaciones se ven afectadas en los casos de aquellos sonidos que incluyen el golpe de glotis (la articulación de los sonidos oclusivos bilabiales sordos [p], oclusivos dentales sordos [t], oclusivos velares sordos [k], oclusivos bilabiales sonoros [b], oclusivos dentales sonoros [d], oclusivos velares sonoros [g] que se reemplazan por un ruido con o sin vibración). Esto mismo ocurre con los sonidos de las consonantes fricativa alveolar [s], africada palatal sorda [ʧ], fricativa palatal sorda [x], fricativa interdental sorda [θ] y, en ciertos casos, /f/ o /r/ por un ruido indeterminado debido a la vibración de la laringe (ronquido faríngeo). El soplo nasal implica la expulsión de aire a través de la nariz durante la generación de palabras y, finalmente, la rinofonía que causa una obstrucción en la nariz.

La fisura en la submucosa del paladar es una anomalía congénita en la que el paladar óseo no se ha alineado en la línea central, pero sí la mucosa que lo envuelve (Gallardo Ruiz y Gallego Ortega, 2003b) y se origina por la división del músculo sin existir separación de las mucosas oral y nasal.

Otras causas de disglosia podrían deberse a paladar ojival, paladar corto, úvula bífida, velo largo, perforaciones… A continuación, en la tabla 7 se encuentra un resumen de todas las disglosias explicadas.

Tabla 7: Disglosias

Tipo	Alteraciones orgánicas	Factores directos	Factores indirectos
Labiales	- Labio leporino - Frenillo labial hipertrófico superior - Macrostomía - Parálisis - Neuralgia del trigémino - Heridas	- Labio leporino - Frenillo labial superior - Fisuras del labio inferior - Parálisis facial - Macrostomía - Heridas labiales - Neuralgia del trigémino	
Mandibulares	- Resecciones mandibulares - Atresia mandibular - Progenie - Disostosis	- Resección de maxilares - Atresia mandibular - Disostosis maxilofacial - Progenie	
Dentales	- Diastemas - Mala impostación	- Herencia - Desequilibrios hormonales - Alimentación - Ortodoncias - Prótesis	

Tipo	Alteraciones orgánicas	Factores directos	Factores indirectos
Linguales	- Anquiloglosia - Parálisis - Malformaciones-tumores - Macroglosia	- Anquiloglosia o frenillo corto - Glosectomía - Macroglosia - Malformaciones congénitas - Microglosia - Parálisis	- Deficiencia intelectual - Deprivación sociocultural - Hipoacusia
Palatales	- Fisura palatina - Fisura submucosa del paladar	- Fisura palatina - Fisura submucosa del paladar - Paladar ojival	

Fuente: información obtenida de Gallardo Ruiz y Gallego Ortega (2003a, p. 226 y 234)

3.4. Disfonías

"La disfonía es la alteración de la voz en cualquiera de sus cualidades como consecuencia de un trastorno orgánico o por una mala utilización de la voz (funcionales)" (Vila-Rovira, 2014, p. 155).

En ocasiones nos topamos con individuos que siempre tienen la voz ronca o que hablan de forma débil (con mucho aire), como si estuvieran cuchicheando. Además, existen personas con una voz inusual (voces que rascan, que aparentan ahogarse, que no se escuchan). Es decir, son voces enfermas. Vila-Rovira (2014) detalla cómo la voz se genera a través de la coordinación de diversas estructuras corporales. Esta coordinación no siempre opera de manera eficiente y el producto sonoro, la voz, carece de los atributos que deseamos que posea. La voz puede estropearse debido al uso incorrecto o al abuso, así como por algunas irregularidades en las cuerdas vocales. En ocasiones, nacemos con modificaciones en las cuerdas vocales o sufrimos lesiones debido al uso incorrecto de la voz. Esto también puede provocar disfonías al entender que es un cambio en las características sonoras de la voz.

La disfonía en los infantes no es un fenómeno que los progenitores puedan observar de forma objetiva ni, en ocasiones, los pediatras. Los padres se adaptan a ciertos rasgos de la voz de sus hijos y no los ven como una desviación. El mismo menor, además, no aprecia de forma negativa las particularidades de su voz. Incluso el infante puede llegar a asociar la voz disfónica con el triunfo en un deporte o con haber tenido un gran disfrute en una excursión, etc. Así, mantenerse disfónico puede interpretarse como un valor beneficioso. Como mencionamos previamente, concebimos la disfonía como el cambio en las calidades sonoras de la voz. Sea a través de la frecuencia, la intensidad, el timbre, la duración o diversas combinaciones de estas características, una variación considerable de los valores en relación con los estándares puede ser percibida por el individuo como un cambio.

No es sencillo determinar la cantidad de infantes que muestran signos de disfonía. Nos encontramos con datos de prevalencia que indican que entre el 10 % y el 40 % de los menores muestran problemas en la voz. Esto hace que el abanico pueda ser bastante extenso dependiendo de si se consideran únicamente los niños con lesiones en la laringe o si se incluyen también problemas de voz sin identificar o lesiones en las cuerdas vocales. No obstante, el propósito de este texto no es detallar clínicamente las lesiones laríngeas más comunes. Sin embargo, es necesario diferenciar entre las lesiones de origen congénito y las adquiridas (tablas 8 y 9).

Tabla 8: Tipos de alteraciones

Alteraciones laríngeas en infantes	
Nódulos laríngeos	Pseudoquistes serosos
Edemas fusiformes	Quiste por retención
Pólipo laríngeo	Quiste epidermoides y sulcus glotidis
Estrías o surcos anchos	Sinequias

Fuente: información obtenida de Vila-Rovira (2014, p. 152)

Tabla 9: Proporción de disfonías en la infancia según la patología

Distribución de lesiones laríngeas en infantes		
	G. Cornut	C. Arias
Disfonía disfuncional sin lesión	1,4 %	0,7 %
Disfonía disfuncional con lesión	68,9 %	55,3 %
Lesiones congénitas	27,4 %	41,2 %
Quistes por retención mucosa	2,2 %	2,1 %
Otros		0,7 %

Fuente: información obtenida de Vila-Rovira (2014, p. 152)

Fundamentalmente, la disfonía se debe o bien a causas orgánicas, referidas a los órganos fonadores que pueden ser inherentes (como lesiones en el cerebro, deformidades, parálisis...), inflamatorias (como laringitis aguda que provoca una voz apagada con escape de aire o laringitis crónica que causa cansancio vocal) o traumáticas (ocasionados por lesiones, quemaduras, radioterapias, etc.) (Gallardo Ruiz y Gallego Ortega, 2003e). Asimismo, se pueden deber a causas funcionales como las hipercinéticas o hipertónicas, que se originan debido a una tensión excesiva de las cuerdas vocales durante el proceso de fonación y usualmente se produce por información hiperactiva. Por otro lado, las hipocinéticas o hipotónicas se deben a la ausencia de tensión muscular, a que las cuerdas vocales no cierren totalmente la glotis.

Cuando la voz está dañada, es necesario cuidarla y repararla. La voz es el medio de comunicación y expresión del ser humano, por lo que no se puede permitir que se deteriore y no pueda desempeñar sus roles de manera adecuada (Vila-Rovira, 2014). Si se percibe que un infante tiene una voz 'distinta', se debe solicitar asistencia a los expertos en salud especializados. Es imprescindible solicitar una evaluación médica del otorrinolaringólogo o del médico foniatra y, en caso de ser necesario, llevar a cabo el trabajo de rehabilitación del logopeda experto en alteraciones de la voz. El examen médico considerará el progreso del menor y evaluará la calidad y particularidades de su voz y examinará su laringe mediante diversos dispositivos (Vila-Rovira, 2014).

La valoración de la voz son procedimientos complejos que conducen a la realización de un diagnóstico. El diagnóstico de la lesión se determina mediante la aplicación de métodos de exploración invasiva que son responsabilidad exclusiva de los médicos mencionados. El trabajo en equipo facilitará la determinación del diagnóstico vocal, ya que no basta con identificar la lesión o identificar algunas alteraciones en la calidad vocal (Vila-Rovira, 2014). Es necesario comprender el diagnóstico vocal como un proceso de múltiples fuentes y formas. Diversos expertos, con miradas complementarias y considerando el contraste y la subjetividad del paciente y el ambiente con el que interactúa, facilitarán la definición del diagnóstico vocal en su complejidad.

En relación con el tratamiento, hay diversas alternativas terapéuticas para tratar la disfonía infantil, que oscilan entre la mera supervisión o seguimiento médico hasta la intervención quirúrgica laríngea (Vila-Rovira, 2014). Asimismo, es posible elegir entre el trabajo de asesoramiento para padres, la intervención logopédica, la guía para docentes de música, la labor psicomotriz, la psicoterapia o los tratamientos con medicamentos. Concretamente, el foniatra debe evaluar los factores de edad, motivación del menor y de los progenitores, las necesidades vocales del paciente, la gravedad de la disfonía, el tipo de lesión existente y el comportamiento vocal general para determinar el tipo, intensidad y secuencia de los tratamientos a implementar. En la mayoría de las situaciones se requerirá un enfoque terapéutico más extenso (Vila-Rovira, 2014).

Tabla 10: Acciones ante una disfonía

Conducta para seguir ante una disfonía
Realizar un diagnóstico precoz, preciso e interdisciplinar.
Establecer la relación entre lesión, calidad de voz, necesidades vocales y evolución general del menor.
Plantear un tratamiento multiprofesional: médico, farmacéutico, quirúrgico, rehabilitador, integrado en la cotidianidad.
Necesidad de motivación y compromiso para un buen abordaje terapéutico

Fuente: información obtenida de Vila-Rovira (2014, p. 156)

3.5. Disartrias

La disartria es una alteración del habla que se origina a partir de un trastorno neurológico. Normalmente, se presenta junto a dificultades en ciertos aspectos de la voz (disfonías neurológicas) y a problemas en los movimientos de los órganos bucofaríngeos, que afectan procesos como la masticación y la deglución. En algunos casos, puede haber descoordinación en la fonorespiración (Álvarez Lami, 2010).

El daño a una región del sistema nervioso que se encarga de la producción del habla puede suceder en cualquier punto del trayecto que va desde el cerebro hasta los músculos implicados (Álvarez Lami, 2010). Asimismo, las alteraciones en la inervación de estos músculos (trastornos neurogénicos), en el funcionamiento muscular (trastornos miopáticos) o en la coordinación motora (trastornos␣ápraxicos) resultan en deficiencias en el habla y la voz, debido a la reducción de la fuerza muscular de los aparatos fonatorios y respiratorios, desregulaciones en el tono muscular o por movimientos involuntarios.

Las causas más habituales de las disartrias pueden producirse por las siguientes enfermedades: accidentes vasculares cerebrales, tumores, parálisis cerebral, traumas craneales, arteriosclerosis, infecciones, alcoholismo, intoxicaciones, poliomielitis, parálisis pseudobulbar por daño corticobulbar bilateral, miositis, distrofias musculares, miastenia grave, polineuropatías periféricas, síndrome de Guillain barré, ataxia de Friedrich, enfermedad de Parkinson, distonías deformantes y focales, corea, atetosis, esclerosis lateral amiotrófica, esclerosis múltiple, enfermedad de Wilson, enfermedad de pick, enfermedad de Alzheimer, incluso otras enfermedades menos frecuentes. De esta forma, por todas las afecciones que pueden surgir, se puede inferir que los síntomas del enfermo son muy diversos.

En cualquier caso, las disartrias pueden presentarse de manera leve, moderada o grave. Se denomina anartria al nivel más alto. El progreso y la predicción dependen de la enfermedad inicial, el nivel de impacto fono articulatorio, las características individuales y el ambiente social del paciente. Las disartrias de intensidad leve y moderada ofrecen un pronóstico favorable. Las graves o las provocadas por patologías progresivas tienen un pronóstico deficiente.

3.5.1. Descripción etiológica

Las lesiones del sistema nervioso central pueden localizarse en diferentes puntos según los distintos tipos de disartrias (Gallardo Ruiz y Gallego Ortega, 2003a):

3.5.1.1. Disartria flácida

La lesión se localiza en la neurona motriz inferior y puede ser provocada por infecciones, accidentes cerebrovasculares, enfermedades congénitas y/o degenerativas. Además, los nervios craneales o espinales pueden verse comprometidos por traumatismos, tumores, toxinas, inflamaciones y enfermedades autoinmunes, carenciales o metabólicas. La afectación de cualquier parte de esta unidad motora inferior conlleva alteraciones en los movimientos voluntarios, automáticos y reflejos, resultando en flacidez y parálisis, así como en una disminución de los reflejos musculares. Esto puede provocar atrofia muscular, debilidad en el uso de la musculatura ocular y del cuello, alteraciones en la respiración, daños en la lengua y en los movimientos del paladar, reducción en el reflejo de náuseas, dificultades para tragar, debilidad en las cuerdas vocales, el paladar y la laringe, voz áspera y débil, hipernasalidad y distorsión en la articulación de las consonantes.

3.5.1.2. Disartria espástica

Esta disartria ocurre a la altura de la neurona motora superior. Las especificidades de la disartria espástica son las siguientes: debilidad y espasticidad en un lado corporal, resistencia al movimiento pasivo de un conjunto muscular, reflejos de extensión exagerada de los músculos, presencia de reflejos patológicos, disfunción articulatoria, encefalitis, esclerosis múltiples traumatismos craneales, trastorno del control emocional, emisión de frases cortas, voz ronca, tono bajo y monótono, lentitud en el habla, puede haber interrupciones en el tono.

3.5.1.3. Disartria atáxica

Está provocado por lesiones en el cerebelo, órgano que controla la fuerza, rapidez, duración y orientación de los movimientos provocados en otros sistemas motores. Esto provoca hipotonía en los músculos implicados, cambios en la dirección, duración e intensidad de los movimientos, además de ser lentos y con fuerza inadecuada, posibles irregularidades en los movimientos oculares, y una afectación de la fonación con una voz áspera, monótona.

3.5.1.4. Disartria por lesiones en el sistema extrapiramidal

El sistema motor extrapiramidal se ocupa de controlar el tono muscular, regular los movimientos automáticos y establecer la correspondencia entre la mímica facial y las sincinesias ópticas. Las heridas pueden provocar, por un lado, una disartria hipocinética que es por la enfermedad de Parkinson, caracterizada por movimientos lentos, restringidos, rígidos y recurrentes, voz baja, articulación deficiente, ausencia de inflexión, frases breves, ausencia de flexibilidad y control de los centros faríngeos, monotonía tonal y variabilidad en el ritmo articulativo. Por otro, la disartria hipercinética en la que las modificaciones fonéticas se deben a la presión ejercida sobre la musculatura del habla, provocando una actividad proposicional de movimientos involuntarios y excesivos. Todas las funciones motoras fundamentales pueden ser impactadas de manera sucesiva o al mismo tiempo.

3.5.1.5. Disartria mixta

Se trata de la forma más compleja de disartria, donde la dificultad para hablar se origina de la interacción de las particularidades de los sistemas motores involucrados. Esto puede ser el resultado de tumores, inflamaciones, traumatismos, accidentes cerebrovasculares, o condiciones degenerativas o desmielinizantes.

El enfoque del tratamiento logopédico se centrará en corregir las fallas en la producción articulatoria de las palabras, que pueden manifestarse a través de omisiones, sustituciones o deformaciones de los sonidos. El objetivo es mejorar la articulación del habla, además de abordar los síntomas que afectan de manera notable la inteligibilidad del habla y la capacidad comunicativa del individuo. Para tratar los síntomas que muestra una persona, es esencial intervenir en aspectos cruciales, como la mecánica de la respiración, las deficiencias en la laringe al momento de hablar, el exceso de resonancia o hipernasalidad, los problemas en la articulación y las variaciones en la prosodia.

3.6. Dislalias

La dislalia es una alteración en la articulación de los sonidos, ya sea debido a la falta o modificación de sonidos específicos o al reemplazo de estos por otros (Pascual García, 1978). Puede influir en cualquier vocal o consonante. Por lo tanto, el fallo puede manifestarse en un solo sonido o en varios. Gallardo Ruiz y Gallego Ortega (2003c) y Pascual García (1978) proponen la siguiente clasificación:

- Dislalia evolutiva o fisiológica: el infante no puede repetir (a través de la imitación) las palabras que escucha. Esto hace que la repetición sea incorrecta fonéticamente hablando. Estas dificultades se van superando y no es hasta los cuatro o cinco años cuando se pueden considerar patológicas.
- Dislalia audiógena: su origen radica en una carencia auditiva. El infante no pronuncia correctamente o confunde sonidos lingüísticos similares porque carece de una adecuada discriminación auditiva.
- Dislalia orgánica: el motivo de la modificación es orgánico. Esta puede ser resultado de que los centros neuronales (SNC) estén alterados,

ALTERACIONES DE LA FLUIDEZ DEL HABLA

Tabla 11: Cuadro-resumen de las disartrias

Tipo	Localización	Diagnosis previa	Rasgos físicos	Implicaciones en la producción oral	Alteraciones
Flácida	Neurona motriz inferior	Parálisis bulbar	– Alteración del movimiento – Disminución de reflejos musculares – Resistencia al ejercicio – Atrofia fibras musculares – Hipotonía – Debilidad muscular	– Afectación lingual – Deglución defectuosa – Hipernasalidad – Articulación distorsionada – Monotonía – Respiración jadeante	– Fonación – Resonancia – Prosodia
Espástica	Neurona motriz superior	Parálisis pseudobulbar	– Espasticidad – Exaltación de los reflejos de estiramiento de los músculos – Reflejos patológicos asociada a otras patologías	– Imprecisión articulatoria – Alteración emocional – Lentitud de habla – Frases cortas – Tono bajo y monótono – Voz ronca – Alteraciones respiratorias – Distorsiones vocálicas – Hipernasalidad	– Prosodia – Articulación
Atáxica	Cerebelo	Síndrome cerebeloso	– Hipotonía – Movimientos imprecisos – Movimientos oculares irregulares – Disfunción faríngea – Alteraciones de la marcha y el equilibrio	– Voz áspera y monótona débil y vacilante – indefinición consonántica – distorsión vocálica – alteraciones prosódicas – fonemas prolongados	– Fonación – Prosodia – Articulación
Hipocinética	Sistema extrapiramidal	Enfermedad de párkinson	– Movimientos lentos limitados y rígidos – Hipocinesia	– Monotonía del tono – Imprecisión articulatoria – Cambios prosódicos – Variabilidad del ritmo articulatorio	– Fonación – Prosodia
Hipercinética	Sistema extrapiramidal	Corea Atetosis Temblor Distonía	– Movimientos anormales involuntarios	– Articulación imprecisa de fonemas – Prosodia alterada – Distorsión vocálica – Alteraciones respiratorias y de fonación	– Fonación – Resonancia – Prosodia – articulación

Fuente: información obtenida de Gallardo Ruiz y Gallego Ortega (2003a, p. 241)

situación que, como hemos visto, se conoce como "disartria" y está relacionada con deformidades o irregularidades en los órganos del habla como los labios, la lengua y el paladar.
- Dislalia funcional: la alteración es producida por un mal funcionamiento de los órganos articulatorios. Pueden darse con cualquier sonido del lenguaje, pero los más habituales están relacionados con [r, k, l, s, θ, ʧ]. En algunas ocasiones, el menor es consciente de los errores y trata de imitar correctamente el sonido. Sin embargo, los órganos articulatorios no permiten la correcta articulación. La etiología de la dislalia funcional puede ser muy variada:
  o Escasa habilidad motora: hay un escaso del control de la psicomotricidad fina. La articulación del lenguaje requiere una gran habilidad motora; prueba de ello es que los últimos sonidos que se adquieren son [l], [r] y sinfones, ya que precisan un mayor control de los órganos articulatorios.
  o Déficit en la discriminación o comprensión auditiva: el infante no puede imitar sonidos distintos porque no es capaz de diferenciarlos. Por ejemplo, no percibe diferenciaciones fonológicas tipo sordo/sonoro, dental/velar, oclusivo/fricativo.
  o Dificultades en la percepción del espacio y el tiempo: hay momentos en los que el menor percibe un movimiento, pero este no es correctamente interiorizado por no tener bien adquirida la percepción del espacio y el tiempo. Esto supone la imposibilidad de imitación de movimientos.
  o Factores ambientales y estimulación lingüística deficitaria: el nivel cultural, las carencias en el ambiente familiar, etc. pueden hacer que el vocabulario empleado y la propia fluidez y articulación sea defectuosa o escasa.
  o De tipo psicológico: cualquier tipo de trastorno afectivo puede influir de manera directa en el lenguaje del niño y haciendo que este quede 'anclado' en etapas anteriores del desarrollo.
  o Factores hereditarios: en ocasiones puede existir la predisposición de desarrollar un trastorno articulatorio. No obstante, esto es menos frecuente.
  o Deficiencia intelectual que provoque problemas articulatorios.

Finalmente, si nos centramos en los tipos de errores que aparecen habitualmente en las dislalias, se pueden enumerar los siguientes:

- Betacismo: dificultad en la articulación de la [b]
- Ceceo: sustitución de la [s] por [θ]
- Hotentotismo: deformación de los sonidos consonánticos por [t]
- Mimación: inclusión del sonido [m] en unidades que no la contienen
- Mitacismo: articulación incorrecta del sonido nasal bilabial sonoro [m]
- Picismo: articulación defectuosa del sonido oclusivo bilabial sordo [p]
- Rotacismo: articulación defectuosa del sonido alveolar vibrante [r, ɾ]
- Seseo: producción de los sonidos interdentales como [s]
- Sigmatismo: dificultad de articular el sonido alveolar fricativo sordo [s]
- Sustitución: el infante articula un sonido por otro
- Omisión: el menor omite el sonido que no sabe pronunciar y no lo sustituye por otro
- Inserción: el niño intercala sonidos que no corresponden en esa palara

3.7. Afasias

El término 'afasia' fue acuñado por Armand Trousseau en 1864 y significa 'falta de palabras' de *a* (falta) y *phasia* (palabra). Trousseau la definió como el estado patológico que provoca la pérdida más o menos completa de la facultad de la palabra y que no supone la pérdida de la inteligencia o dificultad alguna en los órganos de la fonación.

3.7.1. Etiología de la afasia

Esta puede deberse a un accidente cerebrovascular que se debería a un bloqueo o ruptura de un vaso sanguíneo en el cerebro y que provoca una carencia de aporte sanguíneo a este, resultando en la muerte de las células cerebrales en las áreas que regulan el lenguaje. Dentro de los accidentes cerebrovasculares destacan algunos como los siguientes: el ataque cerebral, la apoplejía, el ictus o el derrame cerebral. El accidente también puede ser causado por una súbita pérdida de flujo sanguíneo cerebral, denominado isquemia o por el sangrado, denominado isquemia hemorrágica. Estos dos últimos junto con episodios como fuertes migrañas o convulsiones pueden producir episodios temporales de afasia. Los accidentes cerebrovasculares se producen más frecuentemente en personas que tienen hipertensión arterial, hipercolesterolemia, ateroesclerosis, estrés, alcoholismo, tabaquismo, consumo de drogas, diabetes, obesidad, etc. (Deza Cespedes, 2017).

A diferencia del accidente cerebrovascular, los traumatismos craneoencefálicos son el primer causante de muerte o discapacidad física en infantes y jóvenes (entre 15 y 25 años) de todo el mundo. Suelen ser provocados generalmente por un accidente (en torno al 60 %). El otro 40 % es causado por violencia física (incluyendo en este apartado los traumatismos por armas blancas o de fuego), las actividades deportivas, accidentes domésticos, accidentes laborales...

Las infecciones pueden ser producidas por bacterias u hongos que infectan parte del cerebro y como resultado, se presenta una inflamación. O en el caso de la meningitis es cuando un tumor maligno cerebral provoca un edema en los tejidos circundantes o el crecimiento de este bloquea el flujo cefalorraquídeo e incrementa el volumen del cerebro. En estas circunstancias, la afasia suele presentarse con otras clases de trastornos cognitivos, tales como dificultades de memoria o confusión, entre otros.

Los tumores en el sistema nervioso central (SNC) pueden provocar afasias, pues mantienen una conexión entre el encéfalo, cerebro, cerebelo, tallo encefálico y médula espinal. En concreto, el tumor puede avanzar cambiando células sanas y formando una masa que afectaría a todo el sistema en conjunto.

Las enfermedades degenerativas también pueden terminar provocando una afasia. Las más prototípicas son la enfermedad de Alzheimer o la enfermedad de Parkinson. En el caso de la primera, la dificultad en el lenguaje se desarrolla poco a poco; esto se debe a la degeneración paulatina de las células cerebrales ubicadas en las redes relacionadas con el lenguaje. En el caso de la enfermedad de Parkinson, lo que suele ser perceptible es el habla lenta, temblor en la voz, problemas en el ritmo... En este este tipo de enfermedades, la afasia avanza a una demencia generalizada.

3.7.2. Tipos de la afasia

Existe un intenso debate sobre la necesidad de clasificación de la afasia sobre si esta es un trastorno unitario o existen varias clases. Esto dependerá de la localización anatómica de la lesión cerebral y de la organización cerebral de cada sujeto. Por ello, para hacer un adecuado diagnóstico se debe hacer una evaluación a partir del lenguaje expresivo y de conversación, repetición del lenguaje hablado, comprensión del lenguaje hablado, denominación, lectura y escritura.

3.7.2.1. Afasia expresiva, motora o de Broca

La lesión en la afasia expresiva se encuentra en la tercera circunferencia frontal o en la circunferencia frontal inferior (área de Broca). Se distingue por presentar un déficit primario en la expresión lingüística y no afecta a la comprensión (Pascual Millán y Fernández, 2014). Las personas afectadas muestran un habla poco fluida y una articulación dificultosa, pobre y telegráfica. En cualquier caso, puede quedar un lenguaje automático con palabras que pueden resultar comprensibles como "sí" o "no", que podrán ser pronunciadas por el paciente, en contextos adecuados o inadecuados, al intentar pronunciar otras palabras (Pascual Millán y Fernández, 2014). Esto es conocido como estereotipia verbal. Asimismo, en la afasia de Broca existen parafasias, pero son inusuales.

Por su parte, los pacientes tienden a ser conscientes de sus problemas y, frecuentemente, se exasperan y deprimen si no consiguen expresar lo que necesitan. También se puede afirmar que el entendimiento es superior. Las respuestas a tareas de identificación de palabras, instrucciones simples y diálogo cotidiano son adecuadas. No obstante, la reacción ante órdenes múltiples y la comprensión de frases complejas suele ser deficiente. La repetición está modificada, enfrentando los mismos obstáculos que en su lenguaje natural (Pascual Millán y Fernández, 2014). A menudo no alcanzan un desempeño en repetición que supere su lenguaje natural. La denominación por confrontación está modificada; les resulta complicado nombrar, pero les beneficia la posibilidad de obtener una ayuda de carácter fonético o contextual. En pacientes con enfermedades crónicas, la denominación puede ser más apropiada que el lenguaje conversacional. La lectura y la escritura se encuentran alteradas, presentando la misma dificultad comunicativa. A todo esto, se suma que normalmente, el paciente presenta hemiparesia derecha, apraxia bucal y apraxia ideomotora en el brazo izquierdo.

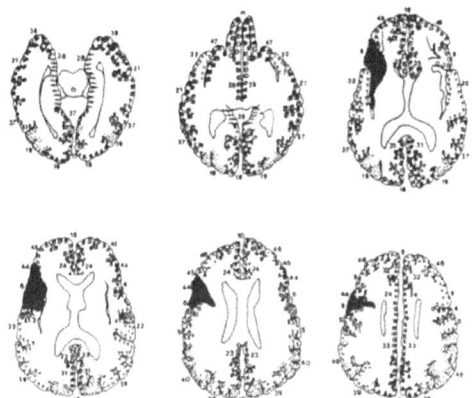

Figura 29: Localización de la afasia de Broca.
Fuente: Nieto Barco y Barroso Ribal (2009, p. 139)

3.7.2.2. Afasia receptiva, sensorial, compresiva o de Wernicke

La lesión se localiza en la parte posterior de la primera circunvolución temporal del hemisferio izquierdo y fue descrita por vez primera por Carl Wernicke en 1873 (Borregón Sanz y González Calvo, 2009). Se distingue por una comprensión verbal limitada, junto con un déficit en el lenguaje expresivo, aunque en una proporción menor. Los pacientes con afasia de Wernicke experimentan un mayor impacto en la comunicación que los pacientes con afasia de Broca: no logran entender lo que se les comunica, leer de manera comprensiva, comunicar a otros sus deseos o escribir (Pascual Millán y Fernández, 2014).

El defecto fundamental consiste en un trastorno que afecta la comprensión del lenguaje hablado. Aunque el lenguaje espontáneo puede ser fluido o incluso excesivamente fluido, se articula sin esfuerzo, presenta una deformación significativa en el nivel léxico, con numerosas parafasias, hasta el punto de volverse incomprensible en ocasiones. No siempre muestran hiperfluencia; en algunas ocasiones, su fluidez se asemeja a lo normal (Pascual Millán y Fernández, 2014). De manera característica, también enfrentan dificultades en la producción de nombres o verbos descriptivos esenciales en las frases, lo que contrasta con la producción verbal telegráfica, aunque con un significado que se observa en la afasia de Broca.

La capacidad de repetición se encuentra alterada en todo momento. Generalmente, la habilidad para repetir está alineada con la capacidad de comprensión, de modo que si logran entender unas pocas palabras, pueden repetirlas con un nivel de eficacia similar. La denominación está severamente afectada, presentando numerosas parafasias tanto fonéticas como verbales (Pascual Millán y Fernández, 2014). En relación con la lectura, esta presenta alteraciones significativas, y también está relacionada con el trastorno de la comprensión. No existe falta de movimiento y los pacientes no presentan hemiparesia.

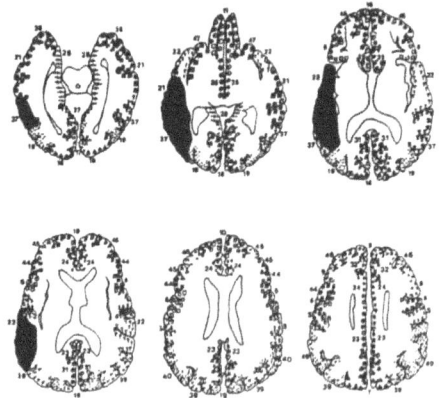

Figura 30: Localización de la afasia de Wernicke.
Fuente: Nieto Barco y Barroso Ribal (2009, p. 142)

3.7.2.3. Afasia global o total

El daño en la afasia global devasta grandes zonas del lenguaje del hemisferio dominante de la lengua. Se distingue por un grave deterioro en las habilidades de entendimiento y expresión del lenguaje. Es una desaparición total o casi total del lenguaje en todas sus facetas. Renzi et al. (1991) han sugerido el término "aislamiento afásico" para un subgrupo de pacientes con afasia global que muestran una pérdida total del lenguaje a nivel expresivo, de entendimiento y la falta de intención de comunicarse con el entorno, incluso ante la necesidad urgente de necesidades básicas. Esto otorga una situación de aislamiento extremo, a causa de la falta de habilidades extralingüísticas que pudieran suplir el bloqueo verbal.

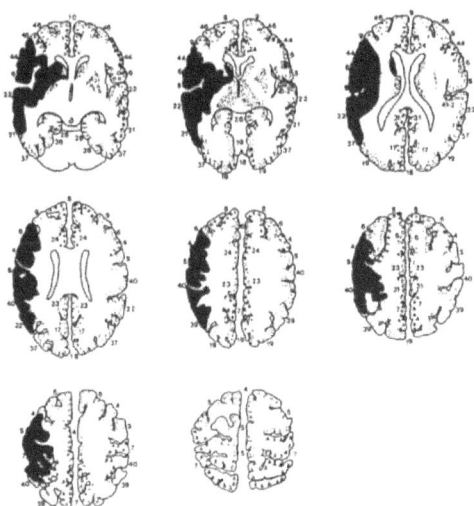

Figura 31: Localización de la afasia global.
Fuente: Nieto Barco y Barroso Ribal (2009, p. 146)

3.7.2.4. Afasia sensorial transcortical

Las zonas deterioradas en la afasia sensorial transcortical se ubican tras la zona perisilviana. Exponen una repetición efectiva y una expresión que se distingue por una prosodia normal. Por su parte, la comprensión está alterada y presenta anomias significativas (Pascual Millán y Fernández, 2014).

Los síntomas fundamentales que caracterizan la afasia sensorial transcortical son los siguientes: un lenguaje espontáneo que es fluido, aunque frecuentemente incluye numerosas parafasias y circunloquios; una comprensión notablemente afectada y, una buena capacidad para la repetición. No obstante, el rasgo distintivo consiste en la habilidad de repetir adecuadamente, a pesar de una comprensión muy deficiente. Asimismo, expone un lenguaje espontáneo que resulta ser bastante prosaico, lleno de circunlocuciones y carente de contenido. La repetición permanece intacta y frecuentemente se presenta de forma ecolálica. Los pacientes son capaces de repetir frases y palabras (como "señale a la puerta") que, sin embargo, no logran entender (Pascual Millán y Fernández, 2014).

La comprensión auditiva está gravemente afectada, especialmente en lo que respecta a palabras aisladas. Es posible que la compresión de órdenes sea más efectiva que la ejecución de tareas de designación. La capacidad de denominar está también severamente comprometida (anomia semántica), lo que conlleva dificultades para asociar palabras presentadas de manera oral o escrita con su estímulo visual correspondiente. Un patrón conductual observable en estos casos es que los pacientes pueden repetir correctamente una palabra, pero sin entender su significado. La lectura y la escritura se encuentran en constante cambio, la lectura en voz alta puede ser bastante efectiva, pero presenta una severa alteración en la comprensión.

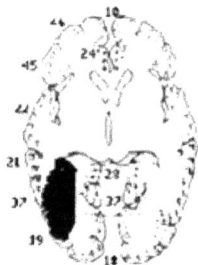

Figura 32: Localización de la afasia sensorial transcortical.
Fuente: Nieto Barco y Barroso Ribal (2009, p. 148)

3.7.2.5. Afasia motora transcortical

Muestra (Paredes Duarte y Martín-Sánchez, 2018, p. 22):

Entrevistador: ¿Le gusta guisar?
Informante: [movimiento de cejas y modifica su postura] guiza(r) loooo-oo- loooooo [se encoge de hombros] lolo- lo pre se debe
Entrevistador: ¿Y sabe hacer, por ejemplo, un puchero?
Informante: también [asentimiento]
Entrevistador: Pues cuéntanos como haces un puchero
Informante: [Aparta la mirada, se inclina y se reclina] ¿Cómo se hace un puchero? Ha- ha- habla tú mejor / anda [se inclina, agacha la cabeza y se reclina] [risas] ¿cómo se hace pa un puchero? // no él no habla na [se encoge de hombros] no ze como un puchero norma / con toa zu- toa- to aliño y to zus cosas y yasta [ladea la cabeza y encoge un hombro]

La afasia motora transcortical ocurre debido a daños que separan funcionalmente las zonas motoras del lenguaje. Se distingue por un lenguaje no fluido, pero con buena comprensión y repetición (Pascual Millán y Fernández, 2014). El habla espontánea es hipofluida, el individuo no puede expresarse de manera espontánea y no puede comenzar un lenguaje proponente. Existen momentos en los que el paciente trata de asistirse mediante diferentes gestos motores. En ocasiones, lo único que puede generar es la repetición (ecolalia). Se asemeja bastante a una afasia de Broca, excepto por la excelente repetición, que siempre supera al lenguaje natural. Además, en el caso de poemas, oraciones religiosas, rimas… aprendidas pueden ser expuestas sin grandes dificultades. Normalmente, la comprensión auditiva es buena y supera su habilidad para emitir el lenguaje. Habitualmente, la lectura se mantiene preservada, con un buen entendimiento, y la escritura sufre modificaciones (Pascual Millán y Fernández, 2014).

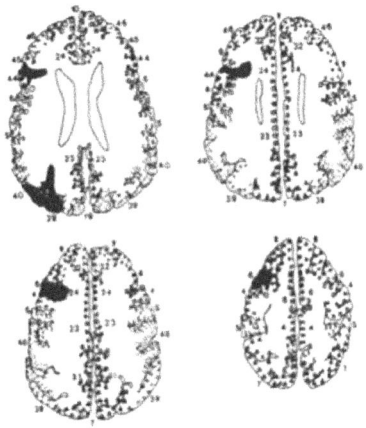

Figura 33: Localización de la afasia global.
Fuente: Nieto Barco y Barroso Ribal (2009, p. 148)

3.7.2.6. Afasia transcortical mixta

Nos encontramos ante una mezcla de afasia transcortical motora y sensorial, lo que provoca una desvinculación funcional simultánea del área de Broca y del área de Wernicke del resto del cerebro, manteniendo una conexión funcional entre ambas (Pascual Millán y Fernández, 2014). Lo que hace que se le conozca además como "aislamiento en el área del lenguaje". El lenguaje espontáneo no es fluido y tanto la interpretación como la denominación se encuentran altamente modificadas. Por otro lado, la repetición es efectiva y pueden reproducir con relativa facilidad incluso frases extensas y completar automáticamente frases abiertas. Pueden presentar emisiones irregulares de comienzos de expresiones automatizadas. Los pacientes pueden llegar a permanecer en silencio hasta que se les comunique, surgiendo así la ecolalia (Pascual Millán y Fernández, 2014).

3.7.2.7. Afasia anómica

Muestra (Paredes Duarte y Martín-Sánchez, 2018, p. 23):

Entrevistador: ¿pero qué legumbre le echa que son redonditas?
Informante: ha- ha- habichuela /// ¡ay no! lo ootro [ladea la cabeza]
Entrevistador: eso
Informante: lo otro que te- que te- que. Que yo te quiero decir
Entrevistador: eso
Informante: ezo
Entrevistador: ¿Y hay que dejarlo en remojo?
Informante: [asiente] zí / hay que dejarlo en reomojo pa otro día en tooooo preparao
Entrevistador: eso // loooos /// gaaar
Informante: garbanzo [se inclina y se reclina]

El concepto de *anomia* se utiliza también como sinónimo de un trastorno específico relacionado con la denominación. En este sentido amplio, casi todos los pacientes que presentan afasia experimentan anomia. La denominación es un proceso que involucra múltiples etapas; por ejemplo, identificación visual de un objeto. Aquí se puede diferenciar: la percepción visual (reconocimiento), el acceso y la activación del léxico semántico, la selección de la palabra, la recuperación y la producción (codificación), así como los tipos de errores que se presentan en la denominación, los cuales varían según los diferentes síndromes afásicos.

El lenguaje espontáneo se caracteriza por ser fluido, bien articulado y gramaticalmente correcto, sin la presencia de parafasias. Sin embargo, se puede percibir un empobrecimiento en el uso de nombres y sustantivos, lo que puede resultar en un discurso poco informativo, aunque fluido, con pausas, circunloquios y falta de especificidad. La comprensión del lenguaje se mantiene normal y la capacidad de repetición es excelente. Es notable la relación entre la dificultad en la denominación y la buena habilidad para repetir. Esta condición puede manifestarse en lesiones focales, tanto en áreas prerolándicas (frontal dorso-lateral) como postrolándicas (Pascual Millán y Fernández, 2014).

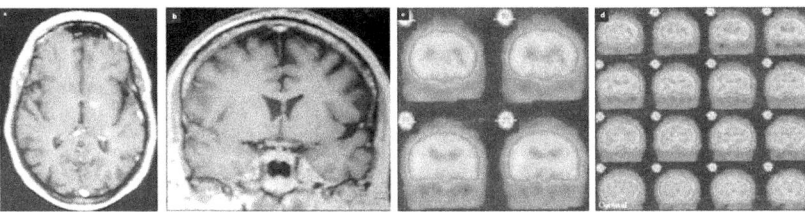

Figura 34: Localización de la afasia global.
Fuente: Taragano et al. (2005, p. 531)

3.7.2.8. Afasia de conducción

La afasia de conducción se caracteriza por un habla fluida y bien articulada, aunque con frecuentes parafasias fonémicas y pausas. Estas interrupciones, que surgen de la dificultad para encontrar las palabras adecuadas, junto con los intentos de autocorrección, pueden interrumpir la fluidez melódica del discurso, dando lugar a una apariencia de habla disprosódica (Nieto Barco y Barroso Ribal, 2009).

La comprensión del lenguaje oral se mantiene relativamente intacta, aunque, al igual que en la afasia de Broca, pueden surgir dificultades con los aspectos gramaticales. La capacidad de denominación por confrontación suele estar alterada, con un rango de afectación que varía desde leve hasta moderada. A diferencia de la buena conservación de la comprensión, la repetición se ve notablemente afectada, siendo esta la característica más destacada de la afasia. Al solicitarles que repitan lo que ha dicho el evaluador, cometen errores parafásicos de tipo fonémico, a pesar de que pueden demostrar comprensión de la palabra o frase que deben repetir (Nieto Barco y Barroso Ribal, 2009). No existe un consenso claro sobre la naturaleza del déficit en la repetición; algunos lo consideran un problema de desconexión, como sugiere la hipótesis clásica, mientras que otros lo ven como un déficit en la memoria inmediata auditiva-verbal o en la selección y ordenación temporal de fonemas. Sin embargo, estas teorías no deben ser vistas como excluyentes.

En conclusión, la afasia de conducción comparte con las afasias de Broca y Wernicke la dificultad para repetir, la incorrecta combinación de fonemas y las alteración es en la denominación; se diferencia de ellas en que su capacidad de habla y comprensión auditiva se encuentra relativamente preservada. En lo que respecta al lenguaje escrito, la lectura en voz alta presenta alteraciones (contaminación parafásica).

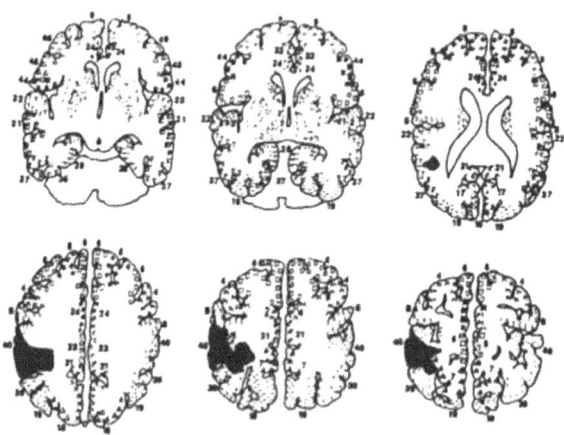

Figura 35: Localización de la afasia global.
Fuente: Nieto Barco y Barroso Ribal (2009, p. 144)

3.7.2.9. Afasia infantil

La última afasia de la que hablaremos, en esta monografía, es la referida a la afasia durante la infancia. Esta es bastante parecida a las de los adultos dado que se aprecia una interrupción abrupta en el lenguaje (independientemente del nivel adquirido). No obstante, a diferencia del adulto, el niño presenta una recuperación importante de la capacidad del habla (Obler y Gjerlow, 2000).

Tabla 12: Cuadro diagnóstico de la afasia

	Expresión oral	Repetición	Comprensión auditiva	Comprensión lectora	Expresión lectora	Expresión escrita	Denominación	Repetición lectora
Broca	-	-	+	+-	-	-	(-)(+)	-
Wernicke	-	-	+	+-	-	-	(-)(+)	-
Global	-	-	-	-	-	-	-	-
Sensorial transcortical	+	-	-	-	-	-	(-)(+-)	+
Motora transcortical	-	+	+	+	-	-	(-)(+-)	+
Mixta transcortical	-	+	-	-	-	-	-	+
Conducción	+	-	+	+	-	-	(-)(+-)	-

Fuente: información obtenida de Borregón Sanz y González Calvo (2009, p. 89) y Fernández Guinea y López-Higes Sánchez, (2005, p. 39)

El tratamiento de la afasia es complejo, esto se debe a que debe realizarse una aproximación multidisciplinar. De esta forma, hay que tener en cuenta que al ser trastorno del habla debido a una lesión cerebral, intervienen varias disciplinas que se encargan de su tratamiento: por un lado, la neurología para aspectos más medicinales, el seguimiento adecuado del paciente en cuanto a síntomas. Por otro lado, la lingüística (terapeutas del lenguaje) que estudia los procesos de ausencia, pérdida o dificultad en la comunicación y el lenguaje entendiendo este último como algo amplio, más allá que el habla. También es importante la psicología, pues es un proceso que afecta al paciente psicológicamente. Es fundamental la colaboración de la familia en cada uno de los procesos que se llevan a cabo y en el día a día del paciente.

ALTERACIONES DE LA FLUIDEZ DEL HABLA

Tabla 13: Diferencias entre los distintos tipos de afasias

	Broca	Wernicke	Global	Sensorial transcortical	Motora transcortical	Mixta transcortical	Anómica	Conducción
Habla	Escasa. No fluida, Pobre, telegráfica	Fluida, vacía, parafásica, paragramática. Correctamente articulada	No fluida. Prácticamente ninguna	Fluida, parafasias, Repetición	No fluida, Pobre, esforzada	No fluida. Repetición	Fluida, pausas por no encontrar palabras. A veces circunloquios	Fluida, parafasias frecuentes. Posible disprosodia por pausas
Comprensión	Adecuada; Parcialmente preservada. Complicaciones en el componente gramatical	Perturbada y Pobre	Perturbada. Pobre	Perturbada, Pobre	Parcialmente preservada; Adecuada	Perturbada	Parcialmente normal (excepto en anomia semántica)	Parcialmente preservada; Adecuada
Denominación	Perturbada, mejora con claves. Pobre	Perturbada, errores parafásicos	Perturbada, Pobre	Perturbada. Pobre	Alteración de gravedad variable	Perturbada	Perturbada. Pobre	Perturbada, gravedad variable. Pobre
Repetición	Perturbada, Pobre	Perturbada, Pobre	Perturbada, Pobre	Parcialmente normal. Adecuada con repetición	Parcialmente normal. Adecuada	Parcialmente normal. Repetición	Parcialmente normal. Adecuada	Perturbada, Pobre

AFASIAS

	Broca	Wernicke	Global	Sensorial transcortical	Motora transcortical	Mixta transcortical	Anómica	Conducción
Lectura	Perturbada la lectura en voz alta, comprensión similar a la oral	Perturbada la lectura en voz alta y la comprensión. Dificultad similar a la comp. oral	Perturbada la lectura en voz alta. La comprensión puede mantenerse	Perturbada	Parcialmente normal	Perturbada	Perturbada	Perturbada la lectura en voz alta. La comp. puede estar preservada
Escritura	Perturbada	Perturbada	Perturbada	Perturbada	Perturbada	Perturbada	Perturbada	Perturbada
Lesión	Frontal inferior izquierda, extensión hacia la ínsula y sustancia blanca	Temporal superior posterior izquierda	Con hemiplejia: lesión extensa perisilviana izquierda; sin hemiplejia: doble lesión frontal y témporo-parietal	Temporal, posterior e inferior al área de Wernicke. Posible extensión hacia el córtex temporal medio o el córtex occipital	Frontal, con preservación total o parcial del área de Broca. Ocasionalmente, lesión de la sustancia blanca profunda	Lesiones extrasilvianas, combinación de AMTC y ASTC	(1) Selección de palabras: ínfero-temporal y témporo-parietal. Posible distinción por categorías de palabras. (2) Semántica: lesión en el giro angular y temporal medio o incluida en afasias posteriores	Córtex supra-marginal izquierdo o córtex temporal auditivo e insular

Fuente: información obtenida de Nieto Barco y Barroso Ribal (2009) y Obler y Gjerlow (2000)

3.8. Recapitulación

Este tercer capítulo ha estado centrado en las alteraciones de la fluidez del habla. Se trata de trastornos que afectan a la comunicación oral de las personas. Como se ha visto, la disfemia o tartamudez es uno de los trastornos más comunes. En relación con las disglosias, se han explicado los distintos tipos que podemos encontrarnos según su división anatómica. Por lo que respecta a la disfonía, se han estudiado sus causas y se ha prestado especial atención a la disfonía infantil. En relación con las disartrias, se han explicado sus causas y los diversos tipos. Con respecto a las dislalias, se han clasificado y se han explicado los errores más comunes. Finalmente, se han estudiado las afasias y las repercusiones lingüísticas que provocan estas lesiones.

Los trastornos estudiados a lo largo de este capítulo pueden variar tanto en su gravedad como sintomatología. Por ello, es fundamental que aquellas personas que padezcan alteraciones de la fluidez del habla acudan con profesionales que les brinden apoyo y estrategias específicas para la mejora o recuperación del trastorno.

4. Comorbilidad de los trastornos del habla y del lenguaje con los trastornos del aprendizaje

4.1. Introducción

Este capítulo se relaciona de manera estrecha con los trastornos del aprendizaje. Un trastorno del aprendizaje se identifica cuando el desempeño de una persona en áreas como la lectura, el cálculo o la expresión escrita es notablemente inferior al que se esperaría según su edad, nivel educativo o capacidad intelectual. Estas dificultades no solo afectan el rendimiento académico, sino que también impactan en las actividades cotidianas que requieren estas habilidades. De acuerdo con el DSM-5-TR, un trastorno específico del aprendizaje se define por los siguientes rasgos:

A. Dificultad en el aprendizaje y en el uso de las aptitudes académicas, evidenciando, al menos uno de los siguientes síntomas:
   a. Lectura de palabras imprecisa o lenta y con esfuerzo
   b. Dificultad para comprender el significado de lo que lee
   c. Dificultades ortográficas
   d. Dificultades con la expresión escrita
   e. Dificultades para dominar el sentido numérico
   f. Dificultades con el razonamiento matemático
B. Las aptitudes académicas afectadas están sustancialmente y en grado cuantificable por debajo de lo esperado para la edad cronológica del individuo e interfieren con el rendimiento académico o laboral o con actividades de la vida cotidiana
C. Las dificultades comienzan en la edad escolar
D. Las dificultades no se explican mejor por discapacidades intelectuales.

Es fundamental especificar el tipo de trastorno que puede manifestarse dado que puede mostrar dificultades en la lectura (ya sea en la precisión, velocidad, fluidez o comprensión), en la expresión escrita (incluyendo ortografía, gramática, puntuación, o claridad y organización del texto) o en el ámbito matemático (como el sentido numérico, la memorización de operaciones, el cálculo fluido o el razonamiento matemático).

Asimismo, antes de adentrarnos en este capítulo, se debe tener en cuenta que una cuestión que siempre debe ser revisada ante la opción de dificultades de la lectura es la vista dado que "es una actividad que realizamos con todo el cerebro y requiere funciones visuales adecuadas" (Martín Lobo, 2006, p. 78) porque "el cerebro debe poner «derecha» la imagen que se forma «invertida» en la retina (arriba es abajo, derecha es izquierda). Utiliza para ello el centro visual" (p. 78). Así, si existieran problemas de visión estaríamos ante dificultades de otra índole. De esta forma, Martín Lobo (2006) subraya que se requiere: (1) motricidad ocular y movimientos sacádicos (los ojos realizan fijaciones visuales y saltos en los que captamos información), porque cuanto mejor control de los ojos tenemos mejor capacidad de lectura; (2) convergencia, esto es, que ambos ojos puedan coordinarse y se puedan fijar en el texto; esto permite que la visión binocular sea posible; y (3) acomodación, es decir, la habilidad que nos permite poder leer a distintas distancias.

Por lo tanto, es fundamental tratar de detectar de forma precoz las posibles dificultades visuales que pueda presentar un estudiante. Para ello, hay que estar atento a si hacen un exceso de movimientos de cabeza, pierden frecuentemente el lugar desde donde estaban leyendo, omiten palabras, se saltan líneas, presentan una comprensión deficiente, tiene lapsos de atención cortos, baja concentración, tienen problemas para copiar en la pizarra o para resolver problemas aritméticos con columnas…

4.2. Trastorno de la lectura

Según el DSM IV-TR, la característica principal del trastorno de la lectura es un bajo rendimiento en esta área (ya sea en velocidad o comprensión) que coloca a la persona por debajo de lo esperado, considerando su edad cronológica, su cociente intelectual y su nivel educativo. Además, esta alteración tiene un impacto significativo en el rendimiento académico. Es relevante mencionar que entre el 60 % y el 80 % de los individuos diagnosticados con trastorno de la lectura son varones, y existe una alta prevalencia de patrones familiares en los parientes biológicos de primer grado.

4.2.1. Alexias

La alexia se define como la pérdida total o parcial de la capacidad de leer, resultado de un daño cerebral. Este trastorno a menudo se presenta junto con alteraciones en el lenguaje oral, conocidas como afasias, y puede ir acompañado de dificultades en la escritura, denominadas agrafia (Ardila Ardila, 2008). Por lo tanto, la alexia, se considera un déficit adquirido.

Un hito significativo en la investigación sobre las alexias ocurrió entre 1891 y 1892, cuando Déjerine publicó dos casos emblemáticos. En 1891, describió a un paciente que había sufrido un accidente vascular, lo que le provocó una incapacidad para leer. Aparte de su alexia, el individuo también perdió por completo la capacidad de escribir, salvo su firma. Aunque los defectos afásicos asociados se desarrollaron rápidamente, el paciente continuó siendo aléxico hasta su fallecimiento, que ocurrió varios años después. En el examen *post mortem*, se identificó un infarto antiguo que afectaba la corteza de la circunvolución angular izquierda y se extendía subcorticalmente hacia el ventrículo lateral. En 1892, Déjerine documentó el caso de un individuo que experimentó una pérdida repentina de su habilidad para leer, sin que se observaran alteraciones en su lenguaje hablado. A diferencia de un paciente anterior, este podía reconocer algunas letras y escribir sin problemas. Además, presentaba hemianopsia homónima derecha. Posteriormente, el paciente sufrió un nuevo accidente cerebrovascular y falleció diez días después. Durante el examen *post mortem*, se identificaron dos infartos en el hemisferio izquierdo; uno de ellos afectaba la región angular y parecía ser reciente, mientras que el segundo comprometía la región medial e inferior del lóbulo occipital izquierdo, incluyendo el esplenio del cuerpo calloso.

Déjerenie sugirió que el primer infarto había dañado las conexiones visuales hacia la corteza visual izquierda, lo que resultó en la hemianopsia homónima derecha, y que la lesión en el cuerpo calloso había desconectado las áreas visuales del hemisferio derecho, que se mantenían intactas, de las áreas del lenguaje del hemisferio izquierdo, igualmente preservadas. Así, el paciente mostraba una incapacidad para interpretar símbolos lingüísticos, a pesar de no presentar defectos en su lenguaje oral. A lo largo de los años siguientes, se publicaron varios casos similares, y desde entonces se reconoció la existencia de dos tipos fundamentales de alexia: la alexia con agrafía, vinculada a daño en el parietal posterior izquierdo, y la alexia sin agrafía, derivada de lesiones en el lóbulo occipital izquierdo.

4.2.1.1. Tipos de alexias

Actualmente, las alexias representan un problema específico en el aprendizaje y pueden dividirse, siguiendo a Ardila Ardila (2008), en alexia literal, alexia verbal, alexia frontal y alexia espacial.

La alexia literal se define como una dificultad específica para reconocer y nombrar las letras del alfabeto; en sus inicios recibió el nombre de 'ceguera a las letras'. La alexia verbal se caracteriza por la incapacidad de leer palabras, tanto en voz alta como para su comprensión, y fue inicialmente denominada 'ceguera a las palabras'. Además, los individuos que padecen afasia de Broca muestran notables deficiencias en la lectura, lo que ha dado origen a una tercera categoría de alexia, conocida como alexia frontal. Asimismo, las dificultades espaciales en la lectura pueden ser tan significativas en casos de lesiones en el hemisferio derecho que se ha propuesto una cuarta forma de alexia: la alexia espacial.

En la tabla 14 se pueden apreciar los distintos tipos de alexias. En este capítulo nos centraremos, únicamente, en las alexias de la clasificación anatómica.

Tabla 14: Clasificaciones de las alexias

Clasificación clásica (anatómica)	Central o pariotemporal	
	Posterior u occipital	
	Anterior o frontal	
	Espacial o de hemisferio derecho	
	Otras variedades	
Clasificación psicolingüística	Centrales	Superficial
		Fonológica
		Profunda
	Periférica	Lectura letra por letra
		Negligencia
		Atencional

Fuente: Ardila (2008 p. 125)

La alexia parietotemporal (también conocida como alexia con agrafía, alexia central, alexia asociativa, alexia secundaria o alexia afásica) se caracteriza principalmente por la coexistencia de dificultades en la lectura y la escritura. Las complicaciones se manifiestan tanto en la lectura en voz alta como en la lectura silenciosa, y el paciente presenta problemas para reconocer palabras incluso cuando son deletreadas en voz alta, lo que sugiere una alteración en la comprensión de los códigos del lenguaje escrito. Aunque en ocasiones el paciente puede escribir algunas letras o combinaciones de ellas, no logra formar palabras coherentes. La habilidad para escribir por copia es notablemente superior a la escritura al dictado, y el paciente no puede variar el tipo de letras utilizadas, ya sean mayúsculas, minúsculas, cursivas o molde. En resumen, esta forma de alexia puede considerarse un tipo de analfabetismo adquirido.

La alexia occipital (también conocida como alexia sin agrafía, 'ceguera a las palabras', posterior, agnósica, pura o 'lectura letra por letra') es un trastorno en la lectura que mantiene la capacidad de escribir. Sin embargo, no puede leer lo que el mismo paciente redacta. Puede interpretar todas o gran parte de las letras del alfabeto. A menudo, al leer en voz alta las letras individuales que conforman una palabra, consigue descifrar la palabra compuesta y puede identificar de manera sencilla las letras escritas en la palma de su mano y modificar sin problemas el tipo de letra. Frecuentemente se observan paralexias morfológicas en sus esfuerzos por interpretar palabras; identifica las primeras letras y extrae el resto del término (p. ej., *reinid*a en lugar de *reinado*).

La alexia frontal está relacionada con la capacidad de lectura. A lo largo de la historia, se ha observado que los individuos que padecen afasia de Broca exhiben deficiencias notables en su capacidad de lectura. La mayoría de estos pacientes muestra cierto grado de comprensión del texto escrito, aunque esta suele estar restringida a palabras sueltas, principalmente sustantivos. Cuando el significado de las palabras depende de su ubicación en la oración, la comprensión se torna complicada. Estos pacientes pueden reconocer algunas palabras, pero tienen dificultades para identificar las letras que componen esas palabras (alexia literal). Por lo tanto, el paciente con afasia de Broca presenta una forma severa de alexia literal y una alexia verbal que es más moderada.

La alexia espacial, tradicionalmente, ha estado asociada con lesiones en el hemisferio izquierdo. Puede presentar alteraciones en la lectura debido a daños en el hemisferio derecho, que pueden ser lo suficientemente significativos como para clasificarse como un tipo particular de alexia. La lectura no se limita a una actividad lingüística que implica la decodificación del lenguaje, sino que también involucra aspectos espaciales. Entre las características de esta condición se encuentran dificultades en el reconocimiento espacial de las letras, así como la presencia de negligencia hemiespacial izquierda. Esta negligencia no se restringe únicamente a las palabras ubicadas en el lado izquierdo del texto; los conceptos de 'derecha' e 'izquierda' varían según el segmento que el individuo esté intentando leer. Además, se observa una tendencia a completar el significado de palabras y oraciones, junto con la incapacidad de seguir los renglones durante la lectura, lo que dificulta la exploración ordenada del material escrito. Por último, se manifiestan agrupamientos y fragmentaciones de palabras, probablemente debido a la dificultad para interpretar correctamente el valor relativo de los espacios entre letras y palabras.

4.2.1.2. La importancia de la conciencia fonológica en los trastornos del lenguaje escrito y, en especial, de la lectura

Se puede entender la conciencia fonológica como una habilidad compleja que implica varios procesos perceptivos, cognitivos y lingüísticos. Dentro de este concepto, encontramos un término más amplio e integral denominado "procesamiento fonológico". Este se refiere a todas las operaciones cognitivas que ayudan a identificar y reconocer el lenguaje escrito u oral. Por lo tanto, podemos decir que es la capacidad de descomponer el lenguaje en unidades menores, reconocerlas y manipularlas.

Tabla 15: Componentes de la conciencia fonológica

Reconocimiento de las unidades	Segmentación	Ensamblaje

- Identificación de oraciones
- Identificación de palabras
- Identificación de sonidos (fonemas) y letras (grafemas)
  • Conocerlos
  • Diferenciarlos
- Entender sus variaciones (alófonos y alógrafos)
	- Del texto en párrafos
	- De los párrafos en oraciones
	- De las oraciones en sintagmas
	- De los sintagmas en las palabras
	- De las palabras en sílabas
	- De las palabras en monemas (lexemas y morfemas)
	- De las palabras, sílabas o monemas en fonemas o grafemas
		- Unir fonemas para conformar sílabas
		- Unir sílabas para conformar palabras
		- Unir distintos monemas para cambiar el significado de las palabras formadas
		- Formar sintagmas y oraciones

Fuente: basado en Serna Rodríguez (2015)

La conciencia fonológica es una capacidad básica de la habilidad lingüística del ser humano. No solo consiste en reconocer e interpretar unidades menores del lenguaje, sino que también nos permite identificar todos esos 'símbolos' sonoros e interpretarlos como significativos para nuestro lenguaje y nuestra comunicación. Pero ¿qué pasaría si una persona no identifica una palabra como parte de un sistema de comunicación lingüístico? Diversos estudios han demostrado que la conciencia fonológica es fundamental para el desarrollo y la adquisición de la lectoescritura (Vellutino et al., 2000), por lo que si queremos educar a futuros lectores eficaces, es necesario trabajar estas habilidades desde el principio de su infancia. A continuación, se detallan algunas acciones que se pueden realizar para trabajar la conciencia fonológica.

Con infantes menores de dos años, se puede trabajar la conciencia fonológica aprendiendo el sonido de las vocales o las consonantes utilizando objetos cotidianos que empiecen con esos mismos sonidos, alargando los sonidos iniciales de las palabras identificando cada vocal con un gesto diferente o bien enseñando la asociación entre sonidos y nombre de objetos.

Con niños de entre tres y cuatro años, cuando se empieza a enseñar el alfabeto, es recomendable hacerlo con el sonido de las letras: el sonido de la 'T' será /t/ y no "te". Otras actividades para trabajar la conciencia fonológica consisten en buscar palabras que empiecen por las letras que les vamos enseñando, asociar palabra escrita con su dibujo correspondiente, o enseñar a identificar sonidos iniciales, finales e intermedios.

En el caso de menores de cinco años, se pueden introducir juegos con rimas, juegos de memoria auditiva con distintos sonidos (tanto verbales como no verbales), palabras encadenadas, descomposición de palabras, cambio de orden de sílabas para formar otras palabras, rompecabezas de dibujos con la palabra escrita o bien (cuando ya identifican las letras) palabras unidas que conforman una frase que ha de segmentarse.

4.3. Trastornos de la expresión escrita

La escritura es un proceso complejo que, según Martín Lobo (2006), requiere (1) disponer de un mensaje para transmitir una idea con significado o pensamiento; (2) planificar a nivel cerebral del gesto de la escritura y (3) realizar la escritura. Así, los procesos necesarios para desarrollar la escritura y prevenir dificultades son los que pueden apreciarse en la tabla 16.

Tabla 16: Componentes de la expresión escrita

Neuropsicológico	– Visual – Motriz – Fonológico – Planificación del gesto gráfico en el cerebro	Su desarrollo previene las dificultades en la escritura. Se refleja en la adecuada utilización del espacio en el que se escribe y en la precisión y estilo del trazo de la escritura.
Léxico o semántico	– Vocabulario	Incide en la utilización de las palabras y la riqueza de términos al escribir.
Comprensivo	– Comprensión escrita	Se relaciona con la expresión escrita clara, la relación del significado y de las palabras empleadas en la escritura.
Estructural	– Estructuras gramaticales	Hace posible la composición escrita mediante una buena concordancia de los términos, la utilización correcta de los tiempos de los verbos y de todos los elementos estructurales del lenguaje.
Creativo	– Aplicación de los pasos del proceso creativo de la escritura	Se realiza a través de la combinación de la imaginación y el estilo de escribir de cada sujeto que escribe o escritor.

Fuente: Martín Lobo (2006, p. 170)

El DSM IV-TR señala que los trastornos de la expresión escrita son una destreza para la escritura que se encuentra considerablemente por debajo de la edad cronológica prevista, de su CI y nivel escolar propio. Además, el trastorno de la expresión escrita obstaculiza de manera significativa el desempeño escolar o la vida diaria de la persona. Los problemas de expresión escrita tienden a estar acompañados de problemas de lectura y cálculo.

4.3.1. Aprendizaje de la lectura

La lectura es una "habilidad compleja, que consiste en una serie de procesos psicológicos de diferentes niveles [...] que producen, globalmente y por su acción coordinada, la comprensión de un texto" (Defior Citoler y Ortúzar Sanz, 2003, p. 337). Así, de forma general, cuando un lector debe leer una oración como, por ejemplo, *los gatos y los monos son animales diferentes* podemos encontrar dos componentes. El primero es reconocer los símbolos

"los" + "gatos" + "y" + "los" + "monos" + "son" + "animales" + "diferentes". El segundo es la comprensión. Esto se dividen en otros subprocesos (Defior Citoler y Ortúzar Sanz, 2003).

En relación con los procesos perceptivos, durante la lectura realizamos una serie de movimientos oculares que no son lineales, sino que se trata de saltos rápidos o movimientos sacádicos. Estos movimientos se modifican mediante periodos de descanso denominados fijaciones. La información se guarda en la memoria sensorial conocida como icónica y luego se transfiere a la memoria visual a corto plazo.

Por lo que respecta a los procesos de acceso léxico, estos están relacionados con las operaciones diseñadas para identificar los patrones como palabras completas mediante la memoria de larga duración. Por ejemplo, al ser vista y leída, la palabra "perro" se diferencia de las demás palabras de nuestra memoria y se asocia con su significado (proceso de vinculación léxica). Este acceso al significado se hace por dos rutas que no son excluyentes entre sí. La ruta visual o directa

> La ruta léxica o visual implicaría, para reconocer las palabras, su análisis visual, su emparejamiento con las representaciones en el léxico visual y con la unidad de significado en el sistema semántico. En caso necesario, intervendría igualmente el léxico fonológico. Es manifiesto que esta vía sólo puede funcionar en el caso de que se trate de lectura de palabras que ya forman parte del léxico visual. (Defior Citoler y Ortúzar Sanz, 2003, p. 339).

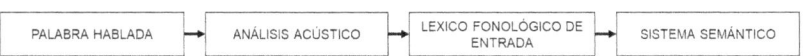

Figura 36: Vía directa de reconocimiento y comprensión de palabras habladas.
Fuente: Fernández Guinea y López-Higes Sánchez (2005, p. 58)

Y la ruta fonológica o indirecta que, por esta vía se pueden leer tanto las palabras familiares como las desconocidas y las pseudopalabras. Como se puede presuponer "la ruta fonológica se relaciona estrechamente con la habilidad para el procesamiento fonológico que incluye una variedad de habilidades (capacidad de segmentación del lenguaje en sus unidades básicas, para la denominación de objetos, para la repetición de palabras y sílabas, etc.)" (Defior Citoler y Ortúzar Sanz, 2003, p. 340).

El tercer proceso es el sintáctico y se trata de la habilidad para comprender la relación que las palabras tienen entre sí (Defior Citoler y Ortúzar Sanz, 2003). Son factores sintácticos el orden de las palabras, la naturaleza y complejidad gramatical de la frase; la clasificación de las palabras, según sean de contenido o funcionales, específicas o abstractas, y los elementos morfológicos de las palabras, etc.

En cuarto lugar, los procesos semánticos están centrados en la comprensión del significado de las palabras, frases o textos (Defior Citoler y Ortúzar Sanz, 2003). Además, se ocupan de fusionar la información nueva con el saber previo, que el lector ya ha obtenido a través de sus vivencias previas y que se presenta en forma de esquemas.

Por último, los procesos ortográficos se refieren a la comprensión de las reglas arbitrarias de escritura y al conocimiento de la ortografía correcta de las palabras (Defior Citoler y Ortúzar Sanz, 2003). Estos procesos son fundamentales para la escritura, pero son muy relevantes, igualmente, para la lectura.

4.3.2. Agrafías y disgrafías

Se puede describir la agrafía como una disminución parcial o completa de la habilidad para generar lenguaje escrito, provocada por algún tipo de daño cerebral. La capacidad para redactar puede verse afectada por defectos lingüísticos (afasias); sin embargo, otros factores que no están vinculados con el lenguaje mismo (como el motor y el espacial), también influyen en la habilidad para escribir. Por lo tanto, las disgrafías pueden tener su causa "en los diferentes elementos implicados en la escritura: funcionalidad visual y auditiva, motricidad, coordinación visomotora, conexiones tacto-cinestésicas, alternaciones práxicas y disléxicas" (Martín Lobo, 2006, p. 185).

Escribir requiere, al menos, un conocimiento de los códigos lingüísticos (fonemas, palabras), una capacidad para transformar los fonemas en grafemas, un entendimiento del sistema gráfico (alfabeto), una destreza para realizar movimientos precisos y una gestión apropiada del espacio que facilite la distribución, unión y separación de letras (Ardila Ardila, 2008). Es lógico que diversos tipos de agrafía se encuentren en el ámbito clínico. A continuación, se detallan los distintos tipos de agrafías (tabla 17).

Tabla 17: Tipos de agrafías

Clasificación clásica	Afásicas		Broca
			Wernicke
			Conducción
			Otras
	No afásicas		Motora
		Pura	
			Apráxica
			Espacial
	Otros trastornos de la escritura		Hemiagrafía
			Disejecutiva
			Estados confusionales
			Histérica
Clasificación psicolingüística	Centrales		Fonológica
			Léxica (superficial)
			Profunda
	Periféricas		Espacial (aferente)
			Apráxica

Fuente: Ardila Ardila (2008 p. 127)

4.3.2.1. Agrafías afásicas

Los individuos con afasia muestran alteraciones lingüísticas esenciales, que se expresan tanto en su comunicación oral expresa como en su escritura y, entonces, la agrafía surge como resultado de este fallo lingüístico y se asemeja a los problemas en el lenguaje oral (Ardila Ardila, 2006).

Los pacientes que padecen afasia de Broca muestran una escritura lenta, complicada y lenta. Se perciben anticipaciones (asimilaciones anterógradas) como *pelo* → *lelo*, perseveraciones (asimilaciones retrógradas) (*pelo* → *pepo*), y ausencia de letras, especialmente en conjuntos silábicos (*libro* → *libo*). Las letras se forman y distribuyen de manera deficiente (Ardila Ardila, 2006). El trastorno de la afasia de Wernicke se manifiesta en su lenguaje escrito, que se distingue por una escritura fluida, con letras bien estructuradas, pero mezcladas de forma incorrecta. Sus segmentos literales (adiciones, reemplazos y ausencias de letras), verbales y neologísticos son claros, y su complicación en la redacción se asemeja al trastorno en su lenguaje oral. A pesar de su fluidez, la escritura puede resultar completamente incomprensible ('jergoagrafía').

4.3.2.2. Otros trastornos en la escritura

La hemiagrafía se caracteriza por la incapacidad de los pacientes para escribir con su mano izquierda, a pesar de que pueden hacerlo de manera normal con la mano derecha. Esta alteración en la escritura ha sido clasificada como hemiagrafía, agrafía por desconexión o agrafía unilateral, reflejando la desconexión entre los hemisferios cerebrales que afecta la función motora de la mano no dominante.

En el caso de la agrafía disejecutiva, los individuos que sufren lesiones en la región prefrontal muestran una notable dificultad para escribir, aunque mantienen su capacidad para leer sin problemas. Este tipo de agrafía no se debe a un defecto intrínseco en la escritura, sino que, con la debida insistencia, estos pacientes pueden eventualmente lograr realizar la tarea de escribir, evidenciando una posible disfunción en la planificación y ejecución de movimientos.

La agrafía histérica se presenta con frecuencia en pacientes que experimentan parálisis histéricas que afectan el hemicuerpo izquierdo. Aunque no es común que se asocie directamente con la agrafía histérica, esta condición puede surgir como resultado de una reacción conversiva o de un temblor histérico en la mano. Sin embargo, es probable que muchos de los casos documentados en la literatura clásica de agrafía histérica estén relacionados con distonías focales idiopáticas, como el calambre o espasmo del escribano, que dificultan la escritura.

4.3.2.3. Agrafías no afásicas

Estas pueden dividirse en cuatro: motoras, puras, apráxica y espacial.

En las agrafías no afásicas motoras la escritura puede verse afectada debido a lesiones en el sistema nervioso central que puedan afectar los ganglios basales, el cerebelo y el sistema corticoespinal; o bien como consecuencia de daños en los nervios periféricos afectando a los movimientos de la mano (Ardila Ardila, 2006).

La agrafía pura fue descrita por Exner en 1881 cuando sugirió que hay un núcleo de la escritura ubicado en la base de la segunda circunvolución frontal (área de Exner). Sin embargo, desde aquel momento, ha surgido una intensa controversia acerca de la presencia de alguna agrafía pura derivada de patología en la zona de Exner (Ardila Ardila, 2006). Se han divulgado pocos casos que respalden la presencia de una agrafía pura.

En tercer lugar, la agrafía apráxica puede ser vista como la dificultad de formar los grafemas de manera normal, presentando inversiones y deformaciones. El paciente tiene la habilidad de conservar la habilidad para deletrear y construir unidades léxicas con letras escritas en tarjetas. También es frecuente encontrar errores en el deletreo y las iteraciones (Ardila Ardila, 2006). La apraxia se manifiesta en todas sus formas: escritura natural, por duplicado y al dictado. Finalmente, el paciente consigue redactar párrafos breves, pero los errores paragráficos son claros.

La agrafía espacial se ha caracterizado como una alteración en la expresión gráfica causada por un fallo en la percepción espacial, vinculada a lesiones en el hemisferio no dominante para el lenguaje (Ardila Ardila, 2006). Después de un año (2007), este mismo investigador sugirió que la agrafía espacial se distingue por omisiones y adiciones tanto de rasgos como de letras en la escritura. Además, hay una dificultad notable para emplear adecuadamente los espacios que permiten unir y separar las palabras. Los individuos también enfrentan problemas para mantener una dirección horizontal al escribir, lo que se traduce en un aumento progresivo de los márgenes izquierdos, conocido como fenómeno de cascada. La desorganización del material escrito y los problemas con los espacios son evidentes, junto con una desautomatización y variaciones en el tipo de letra. A todo esto se suma que se presenta apraxia construccional en el acto de escribir.

En pacientes con lesiones en el hemisferio derecho, los defectos en la escritura pueden atribuirse a la negligencia hemiespacial izquierda, que se manifiesta en márgenes izquierdos inconsistentes y ampliados. También se observan defectos construccionales que se traducen en desautomatización y cambios en el tipo de letra, así como en la agrupación de los elementos escritos. Los defectos espaciales generales se evidencian en la incapacidad para utilizar correctamente los espacios entre palabras, dificultades para mantener una línea horizontal y desorganización del contenido escrito. Por último, se nota cierta desautomatización motora y una tendencia a la perseveración. Aunque los errores en pacientes con lesiones prerrolándicas y retrorrolándicas son similares, en el caso de las lesiones prerrolándicas, los errores iterativos, como las adiciones de rasgos y letras, son los más significativos, mientras que en las lesiones retrorrolándicas, el agrupamiento de elementos y las omisiones de letras son los errores más comunes.

4.3.2.4. Agrafías centrales

Estas agrafías influyen en uno o varios de los procesos involucrados en el deletreo de palabras tanto familiares como no familiares (incluyendo pseudopalabras). Entonces, una agrafía central influirá en el deletreo en todas sus modalidades de producción: escritura manual, automática, oral, deletreo secuenciando las letras en tarjetas, entre otros. Las tres categorías de agrafías centrales son las siguientes: agrafía fonológica, agrafía lexical (superficial) y agrafía profunda (Ardila Ardila, 2006).

La grafía fonológica se manifiesta en la capacidad del paciente para escribir palabras que son familiares, tanto aquellas que siguen reglas ortográficas como las que no, mientras que presenta dificultades significativas al intentar deletrear pseudopalabras. Esta condición resalta una notable discrepancia entre la habilidad para escribir palabras conocidas y la incapacidad para manejar términos que no tienen un significado establecido, especialmente cuando se les dictan.

En la agrafía lexical (superficial), el individuo enfrenta dificultades para deletrear palabras que no siguen las reglas ortográficas, es decir, las palabras irregulares. Sin embargo, mantiene la capacidad de escribir correctamente palabras regulares y pseudopalabras que son válidas. A medida que la ambigüedad en la ortografía aumenta, se observa una disminución en la habilidad para escribir, lo que sugiere que la complejidad ortográfica influye en el rendimiento del paciente.

La agrafía profunda se caracteriza por una serie de dificultades en la escritura que incluyen la incapacidad para deletrear tanto pseudopalabras como palabras funcionales. Además, se observa que el paciente tiende a deletrear mejor aquellas palabras que son altamente imaginables en comparación con aquellas que poseen baja imaginabilidad. Este trastorno también puede manifestarse a través de errores semánticos, conocidos como paragrafías semánticas, que reflejan una confusión en el significado de las palabras durante el proceso de escritura.

4.3.2.5. Agrafías periféricas

Se caracterizan por afectar únicamente una modalidad específica de la escritura. Se ha observado que, en muchos casos, los individuos presentan un buen nivel de deletreo oral, mientras que enfrentan dificultades al momento de escribir. Sin embargo, en ocasiones se ha documentado el fenómeno inverso, donde la escritura se realiza con mayor facilidad que el deletreo (Ardila Ardila, 2006). Este tipo de agrafía presenta dos subtipos: la agrafía espacial y la apráxica.

La agrafía espacial (también conocida como agrafía aferente) se relaciona comúnmente con lesiones en el hemisferio derecho del cerebro. Cuando se producen daños en esta área, pueden surgir problemas en la orientación y la secuenciación de los movimientos, lo que impacta negativamente en la escritura. Esto se traduce en un uso inadecuado del espacio, manifestándose a través de la superposición de líneas o palabras.

La agrafía apráxica muestra como principal desafío para el paciente la ejecución de los procesos motores periféricos, específicamente en los denominados 'patrones motores gráficos'. En estos casos, el deletreo puede ser correcto, las letras tienden a estar gravemente deformadas. Por lo general, la capacidad de copia se mantiene casi normal. El diagnóstico de agrafía apráxica implica una alteración en la escritura sin que existan trastornos en el deletreo, la lectura o problemas generales del lenguaje, y debe realizarse en ausencia de dificultades significativas en las habilidades práxicas o visoespaciales.

4.3.3. Dislexia

La dislexia, según lo expuesto por Critchley en 1975, se define como un trastorno que dificulta la adquisición de la lectura, impactando la recepción, expresión y comprensión de la información escrita. Este trastorno se manifiesta a través de dificultades persistentes para leer de manera adecuada y se considera una incapacidad específica de aprendizaje con un origen neurobiológico. La etimología de la palabra dislexia proviene del latín; el prefijo "dis" indica una pérdida moderada de una condición que se considera normal, mientras que "lexia" proviene del griego y del latín, relacionado con los verbos que significan decir y leer, refiriéndose así a las palabras.

La dislexia se caracteriza como un trastorno neurobiológico y epigenético que es persistente y significativo, que afecta al aprendizaje y el desarrollo de habilidades lingüísticas. Este trastorno impacta principalmente en la adquisición de la lectura y la escritura, y se manifiesta en la dificultad para reconocer palabras de manera eficiente y efectiva. Este reconocimiento se relaciona con la forma en que se perciben los patrones visuales como señales lingüísticas, tal como señala Villalba Muñoz en 2010. En concreto, la dislexia se caracteriza "por una adquisición lenta de las habilidades de lectura, comprensión deficiente, lectura lenta, errores al leer" (Martín Lobo, 2006, p. 85). A continuación (figura 37) se puede apreciar la evolución del concepto.

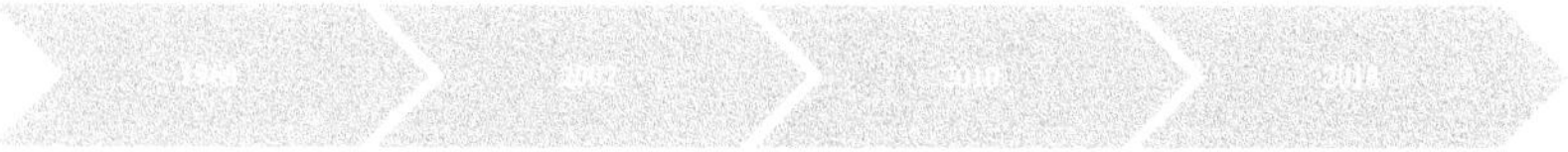

• Federación Mundial de Neurología • Trastorno manifestado por dificultad en el aprendizaje de la lectura pese a la instrucción convencional. • Presenta una inteligencia adecuada y buenas oportunidades socioculturales.	• DSM-IV-TR • Se engloba la dislexia dentro de los trastornos del aprendizaje con el nombre de *trastorno de la lectura*	• CIE-10 • Déficit específico que no se explica por el nivel intelectual, por problemas de agudeza visual o auditiva o por una escolarización inadecuada.	• DSM-V • Se engloba dentro del *Trastorno Específico del Lenguaje*, y se aclara que la dislexia es una especifidad de este al tener dificultades en la lectura.

Figura 37: Evolución del concepto.
Fuente: Asociación Americana de Psiquiatría (2002, 2018); Organización Mundial de la Salud (2014); Snowling (2000); World Federation of Neurology (1968)

En relación con los criterios diagnósticos, Pavlidis (1990) estableció los criterios de las siguientes maneras: en primer lugar, se requiere que la inteligencia sea normal, con una puntuación superior a 80 en el WISC-R. Además, es necesario que exista un retraso específico en la lectura de al menos dos años. La escolarización debe ser adecuada y el entorno socioeconómico también debe ser el apropiado. Asimismo, se debe garantizar una correcta discriminación visual y auditiva. Finalmente, es fundamental que el individuo no presente problemas psíquicos ni neurológicos.

Se puede hablar de diferentes tipos de dislexia: adquirida, evolutiva, fonológica, superficial y mixta.

La dislexia adquirida es aquella que la sufren aquellas personas como consecuencia de una lesión cerebral que les hace perder parte de sus habilidades lectoras (Cabrera Solano, 2010).

La dislexia evolutiva o del desarrollo se distingue por ser una modificación en el proceso habitual de aprendizaje lector, sin una razón lógica que pueda haberla provocado, como ocurría ante un nivel intelectual bajo, desórdenes emocionales, privación sociocultural, falta de asistencia a la escuela, falta de desarrollo cerebral, entre otros. Se da a lo largo del aprendizaje de la lectura, no presenta causa aparente y es la más frecuente en el ámbito escolar.

En tercer lugar, la dislexia fonológica o audiolingüística es la dificultad que se centra en aprender a leer, puesto que no establecen conexiones entre el sistema visual del grafema y el nivel de fonema, sino que se valen de la forma visual de las palabras y su secuencia ortográfica. Se caracterizan por dificultad para leer palabras desconocidas, puesto que realizan una mejor lectura de palabras que les son familiares, y las pseudopalabras las asociarán a palabras que sí les son conocidas o familiares. Este tipo de disléxicos se apoyan en la ruta léxica para la lectura, utilizando principalmente la representación visual de las palabras y sus secuencias ortográficas. Entre sus características se encuentran la dificultad para leer palabras que no conocen y pseudopalabras, así como un mejor desempeño en la lectura de palabras familiares. Además, tienden a interpretar las pseudopalabras como si fueran palabras reconocidas; por ejemplo, pueden leer "MARIPOSA" cuando en realidad están viendo " MORASIPA".

En la dislexia superficial o visoespacial, se presenta una anomalía en el camino léxico, que no vincula la forma completa de la palabra escrita con su pronunciación. No existe una relación entre la forma completa de la palabra y su pronunciación. El lector tiende a tratar como desconocidas todas las palabras, lo cual provoca lentitud al leer y fallos en palabras largas, que general, como consecuencia, problemas en la comprensión y grandes esfuerzos para la decodificación. Por lo tanto, el lector suele emplear la ruta subléxica de conversión grafema-fonema, abordando cada palabra como si fuera desconocida. Esto genera diversas dificultades, entre las que se incluyen una lectura lenta, ya que muchos estudiantes no superan el silabeo hasta el quinto o sexto grado de primaria. Además, se observan errores ortográficos, ya que al no haber memorizado la forma correcta de las palabras, recurren a la ruta fonológica, lo que lleva a confundir letras como la b y la v, la g y la j, así como la presencia o ausencia de la h.

También se presentan confusiones con homófonos, como "hola" y "ola", y dificultades para distinguir entre derecha e izquierda, así como para unir o separar palabras adecuadamente. La calidad de la escritura puede verse afectada por la disgrafía, y los estudiantes pueden experimentar problemas para pronunciar palabras y recordar letras o combinaciones de letras, lo que resulta en errores ortográficos y desorganización en su escritura. Asimismo, enfrentan retos al aprender vocabulario nuevo, tienden a mezclar letras mayúsculas y minúsculas, y presentan una pobreza en su vocabulario expresivo, además de tener deficiencias en la organización espacial. Por último, al leer palabras largas, cometen más errores que con palabras cortas, lo que puede llevar a la creación de pseudopalabras.

El último tipo de dislexia sería la mixta o profunda en la que existen dificultades para recordar o articular los nombres de las letras, los números y los colores. Además, se presentan problemas en el procesamiento y la comprensión de la información auditiva. El nivel de lectura se encuentra significativamente por debajo de lo que se considera adecuado para la edad correspondiente. También se observa una dificultad para encontrar la palabra adecuada o para formular respuestas a preguntas. Se manifiestan problemas de memoria a corto plazo, así como la incapacidad para pronunciar palabras desconocidas. La dificultad para deletrear es otra de las características, junto con la incapacidad para identificar similitudes y diferencias entre letras y palabras, tanto visual como auditivamente. Asimismo, se notan alteraciones en las nociones espaciales y temporales, así como la tendencia a transponer letras, cambiar el orden de estas e invertir números. La lectura se realiza de manera laboriosa y con numerosos errores, lo que se ve acompañado de problemas de concentración tanto en la lectura como en la escritura, así como en la atención. Además, se presenta una clara dificultad para resolver problemas matemáticos y un aprendizaje de nuevas palabras que se desarrolla a un ritmo considerablemente lento. De forma resumida, se enumeran a continuación las principales dificultades:

- Problemas para recordar o decir el nombre de las letras, los números y los colores
- Problemas para procesar y comprender lo que escucha
- Un nivel de lectura muy por debajo del que se espera para la edad
- Dificultad para encontrar la palabra correcta o formular respuestas preguntas
- Problemas de memoria a corto plazo
- Incapacidad para pronunciar una palabra desconocida

- Dificultad para deletrear
- Dificultad para ver (y ocasionalmente escuchar) similitudes y diferencias entre letras y palabras
- Incapacidad para pronunciar una palabra desconocida
- Nociones espaciales y temporales alteradas
- Transponer las letras, cambiar el orden e invertir números
- Lectura con errores y muy laboriosa
- Problemas de concentración en la lectura o escritura y de atención
- Dificultad para resolver problemas matemáticos
- Aprender palabras nuevas a un ritmo lento

4.4. Trastorno del cálculo: discalculia

El DSM-5-TR señala que el trastorno del cálculo se manifiesta como una habilidad aritmética que se encuentra notablemente por debajo de lo que se esperaría en individuos de la misma edad cronológica, nivel de inteligencia y formación académica. Este trastorno afecta de manera significativa el rendimiento escolar y las actividades cotidianas de quienes lo padecen. Se estima que uno de cada cinco casos de trastornos de aprendizaje está vinculado al trastorno del cálculo, lo que sugiere que alrededor del 1 % de los menores en edad escolar se ven afectados por esta condición.

Investigaciones recientes sugieren que el "sentido numérico" es una capacidad innata, presente tanto en humanos como en diversas especies animales. En el caso de los seres humanos, este sentido numérico constituye la base para el desarrollo de habilidades matemáticas más complejas, las cuales dependen en gran medida de la educación formal. Así, el sentido numérico se convierte en un pilar fundamental para el aprendizaje de conceptos matemáticos avanzados. Desde una edad temprana, incluso antes de iniciar su educación formal, los infantes demuestran poseer ciertas habilidades numéricas. Son capaces de entender el concepto de número como una representación de cantidad y manejan sistemas básicos de simbolización, como el principio de cardinalidad, que establece la correspondencia entre cantidad y número, así como el principio de ordinalidad, que relaciona el orden de un número con otros. El desarrollo de estas habilidades se produce de manera progresiva y es esencial para su posterior aprendizaje en matemáticas.

La evolución de estas habilidades serían las siguientes:

- Desarrollo del sentido numérico: un bebé ya puede identificar entre uno y tres elementos.

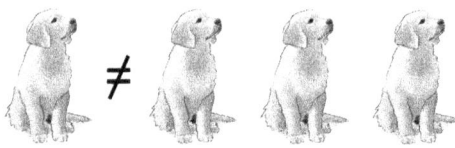

- Desarrollo del sistema numérico verbal: con la evolución del sistema numérico verbal, se vinculan las cantidades a un término específico.

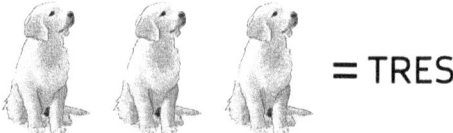

- Evolución del sistema numérico arábigo: se vinculan números a una cantidad.

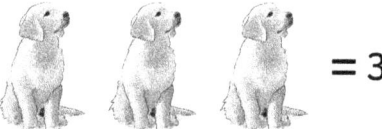

- Desarrollo de la línea numérica mental: los números se organizan de forma secuencial, de forma que gradualmente se van añadiendo las decenas, las centenas, los miles, entre otros. Los niños aprenden a contar secuencialmente y sus características (cada número que sigue en la secuencia simboliza un aumento de uno). Se logra la representación mental de los números (Dehaene et al., 1998).

El desarrollo del pensamiento matemático requiere la presencia de ciertas capacidades cognitivas fundamentales. Estas incluyen procesos cognitivos como la atención, la memoria, el razonamiento y la percepción. Además, el lenguaje juega un papel crucial en este proceso. Por último, es esencial contar con conceptos básicos que abarcan dimensiones como el tamaño, la forma, la cantidad, el orden, la posición y el conocimiento del propio cuerpo.

En el campo del conocimiento matemático se identifican diversas áreas. Las fases de aprendizaje facilitan que los infantes desarrollen un pensamiento lógico de manera progresiva, abarcando desde la manipulación concreta hasta la representación simbólica y la abstracción general. Los educadores tienen la capacidad de transformar cualquier experiencia en un contexto propicio para realizar operaciones lógicas, establecer comparaciones, secuencias, relaciones y clasificaciones diversas, donde cada pregunta formulada puede dar lugar a la exploración de múltiples soluciones que, en última instancia, pueden ser representadas de forma simbólica.

La discalculia se define como una alteración parcial de la habilidad para operar símbolos aritméticos, efectuar cálculos matemáticos y emplear el razonamiento matemático lógico. Durante 1974, Kosc, uno de los primeros investigadores de la discalculia, la definió como: "Trastorno estructural de las habilidades matemáticas originado por un trastorno genético o congénito de partes del cerebro que son el substrato anatomo-fisiológico directo de la maduración de las habilidades matemáticas adecuadas a cada edad, sin un trastorno simultáneo de las funciones mentales generales". La discalculia, si no se trata pronto, puede arrastrar un importante retraso educativo (Martín Lobo, 2006).

Otros términos frecuentemente utilizados para definir este trastorno son discapacidad matemática (Geary, 1993), dificultades aritméticas específicas (Lewis et al., 1994), incapacidad para aprender aritmética (Koontz, 1996), dificultades matemáticas (Jordon et al., 2002). Por su parte, el DSM-5-TR utiliza el término Trastorno específico del aprendizaje con problemas matemáticos para referirse a los menores cuyas capacidades matemáticas están considerablemente por debajo de lo esperado para su edad y para su capacidad intelectual general, asumiendo que hayan sido educados de manera apropiada.

Por lo que respecta a la correlación entre la dislexia y la discalculia, la investigación de Shafrir y Siegel (1994) concluyó que los niños con dislexia y niños con dislexia y discalculia tenían déficits en el procesamiento fonológico, lectura, escritura y memoria a corto plazo, y en cambio poseían relativamente buenas habilidades visoespaciales y visoperceptivas. También observaron que los niños con discalculia únicamente presentaban habilidades perceptivo-verbales y auditivas adecuadas, pero mostraban un rendimiento más pobre en tareas visoespaciales, psicomotrices, perceptivo-táctiles y en la solución de problemas no verbales.

Por lo tanto, no es extraño que la discalculia se presente, de forma habitual, en conjunto con otros problemas de aprendizaje, como la dislexia y el TDAH. La discalculia es un trastorno muy amplio que pocas veces se manifiesta de manera pura, lo que significa que las explicaciones etiológicas difieren en función del subtipo de discalculia y de los trastornos relacionados con ella. Esto dificulta el diagnóstico que termina siendo un proceso complicado que demanda un adecuado proceso de evaluación que incluya todas las posibles causas del trastorno (ambientales, personales, estructurales, etc.).

4.4.1. Bases neuropsicológicas de la discalculia y el procesamiento matemático

Entre el 10 y el 20 % de los infantes presentan dificultades en el aprendizaje, que pueden estar relacionadas con disfunciones cerebrales o con una inmadurez neurobiológica (Serra Grabulosa et al., 2010). En los casos donde la causa es la inmadurez neurobiológica, el tiempo y el apoyo educativo suelen facilitar la normalización de la situación, permitiendo que las dificultades se superen. Sin embargo, existen ocasiones en las que muchos escolares que aparentan tener un retraso en su neurodesarrollo no muestran una evolución positiva, ya que en realidad padecen una disfunción cerebral.

En este sentido, la discalculia podría originarse a partir de una disfunción cerebral en las áreas del cerebro que sustentan las habilidades matemáticas. Los procesos neuropsicológicos que intervienen en el procesamiento numérico y en el cálculo se localizan principalmente en el lóbulo parietal, aunque otras áreas cerebrales, como la corteza prefrontal, la región posterior del lóbulo temporal, la corteza cingulada y diversas zonas subcorticales, también juegan un papel importante en el adecuado funcionamiento de estas capacidades (Serra Grabulosa et al., 2010). A continuación, se detallan las diferentes secciones.

El segmento horizontal del surco intraparietal se encarga de la representación interna de las cantidades, facilitando el procesamiento abstracto de las magnitudes y sus interrelaciones. Esta área también se ocupa del manejo de series ordinales que no son numéricas, así como del procesamiento espacial. Se observa una activación bilateral en el giro angular, lo que sugiere un cálculo aproximado. En particular, el surco intraparietal izquierdo se activa durante la suma de cantidades mayores, lo que requiere el uso de estrategias más complejas y una representación abstracta de las cantidades involucradas.

El giro angular izquierdo facilita la solución de los "hechos matemáticos". Este proceso está asociado con funciones que involucran el manejo de números y el cálculo, especialmente en aquellas actividades que demandan un procesamiento verbal. Además, se relaciona con la representación numérica en el espacio y con la resolución de tareas aritméticas complejas que han sido previamente practicadas. Incluye el cálculo preciso, la realización de operaciones aritméticas básicas y automatizadas, así como la memorización de las tablas de multiplicar.

La corteza occipito-temporal ventral media, específicamente en el giro fusiforme, se encarga de la identificación y procesamiento de los números arábigos. Esta región cerebral es fundamental para el reconocimiento de los dígitos y su interpretación. Además, desempeña un papel crucial en la capacidad de reconocer y distinguir los números arábigos.

El sistema parietal posterior superior desempeña un papel crucial en los procesos atencionales relacionados con el espacio, los cuales son esenciales para llevar a cabo actividades de cálculo. Este sistema también está involucrado en tareas que requieren habilidades visoespaciales y en la memoria de trabajo espacial. Además, otras regiones del lóbulo parietal se activan durante la realización de sumas que implican cantidades significativas, las cuales demandan el uso de estrategias complejas y requieren una representación abstracta de los números.

La corteza cingulada desempeña un papel fundamental en la ejecución efectiva de diversas funciones cognitivas esenciales para el cálculo, tales como la atención, la memoria de trabajo, la toma de decisiones, la supervisión y la selección de respuestas. Además, esta región cerebral es crucial en el procesamiento de información numérica, activándose tanto en la realización de operaciones aritméticas simples como en aquellas que requieren una mayor complejidad aritmética.

El lóbulo frontal desempeña un papel crucial en diversas funciones relacionadas con la memoria de trabajo, incluyendo el mantenimiento temporal de resultados intermedios, la planificación y la organización secuencial de los elementos de las tareas, así como la verificación de resultados y la rectificación de errores. En particular, el giro frontal inferior se encarga de realizar sumas de cantidades mayores, lo que requiere la implementación de estrategias más complejas y la capacidad de representar de manera abstracta dichas cantidades. Por otro lado, las regiones lateral y ventral de la corteza prefrontal también están involucradas en el mantenimiento temporal de resultados intermedios, la planificación y la organización secuencial de los componentes de las tareas, así como en la verificación de resultados y la corrección de errores, aspectos fundamentales de la memoria de trabajo.

4.5. Recapitulación

Como se ha podido apreciar a lo largo de este capítulo, las dificultades de aprendizaje afectan a la adquisición y desarrollo de determinadas habilidades de los menores. Entre estos trastornos se encuentran la dislexia, la discalculia, las alexias o las agrafías. Todos ellos tienen un impacto en el proceso de enseñanza-aprendizaje. Específicamente, recuérdese que la dislexia es un trastorno que afecta tanto a la lectura como a la escritura y los sujetos afectados pueden presentar dificultades en la decodificación de palabras y la comprensión lectora. Por su parte, la discalculia —que tiene una alta comorbilidad con la dislexia— tiene relación con el aprendizaje de los conceptos y lenguaje matemáticos. Así, la discalculia, al igual que la dislexia, presenta problemas en la memoria de trabajo. Las alexias son un trastorno adquirido que afecta a la capacidad de la lectura. Sin embargo, su aparición se debe a una lesión cerebral. Finalmente, las agrafías, son un trastorno adquirido de la escritura (también por una lesión cerebral). Comprender estos trastornos es fundamental para, a partir del enfoque lingüístico, describir el trastorno con mayor detalle y, a partir de ahí, buscar la mejor forma de ayudar a aquellas personas que lo padecen.

5. El lenguaje en la discapacidad intelectual

5.1. Introducción

Una persona con discapacidad intelectual puede ser definida como aquella que presenta un "funcionamiento intelectual significativamente inferior al promedio (expresado, a menudo, por un cociente intelectual < 70–75) combinado con limitaciones en > 2 de las siguientes áreas: comunicación, autodirección, aptitudes sociales, cuidados personales, uso de recursos comunitarios y mantenimiento de la seguridad personal" (Sulkes, 2014).

Dada la amplitud de formas que puede adoptar la *discapacidad intelectual*, resulta lógico ver cómo ésta puede ser suscitada por distintas causas médicas o ambientales, que pueden provenir de causas genéticas, del momento de la concepción, del nacimiento etc. No obstante, el factor común es la afectación al crecimiento y al desarrollo del cerebro. Así, se puede definir el concepto de *discapacidad intelectual* como un trastorno que se inicia en un periodo de desarrollo temprano y que presenta limitaciones intelectuales, adaptativas, cognitivas, sociales y prácticas (García Parajuá y Magariños López, 2000; Verdugo Alonso, 2002; Herranz-Llácer y Hervás Escobar, 2022).

A pesar de que actualmente, se tenga una definición —más o menos clara— de *discapacidad intelectual*, la realidad es que la concepción del término ha resultado confusa y difícil dado que no es una enfermedad que tenga una sintomatología clara, una cura, más o menos específica y unos tiempos delimitados para su curación. Esto se debe a que en el concepto de *discapacidad intelectual* se han agrupado numerosos y muy diversos trastornos que la causan. De ahí, que la atención específica e individualizada resulte fundamental para entender los tratamientos que se deben aplicar a dichas personas, según sus rasgos y sintomatología (Hervás Escobar, 2018).

La discapacidad intelectual posee además fortalezas y debilidades. Una de esas fragilidades o problemas se hallan en un campo crucial para la interacción con el ambiente, como es el lenguaje verbal. Los individuos con discapacidad intelectual experimentan dificultades en el lenguaje correspondientes al nivel de discapacidad que tengan, ya sea leve, moderado, grave o profundo, debido a la intensa conexión entre el pensamiento y el lenguaje (Piaget, 1964).

El nivel receptivo, también conocido como nivel semántico, se considera superior al nivel expresivo. En ciertas ocasiones, las personas pueden distorsionar el lenguaje al captar únicamente una o dos palabras de una oración. Además, la confusión puede surgir debido a palabras que tienen una sonoridad similar, lo que dificulta la comprensión del mensaje. Como resultado, es común que estas personas terminen creando su propia interpretación del contenido, lo que refleja las dificultades que enfrentan en todos los niveles de comunicación.

En cuanto al nivel expresivo, se evidencia un vocabulario limitado y una fluidez reducida. Un fenómeno recurrente en las diversas etapas de la vida de quienes presentan discapacidad intelectual es la sobreextensión, que se refiere al uso de una única palabra para representar múltiples objetos o conceptos. A esto se añaden alteraciones en la formación de palabras, que pueden manifestarse a través de adiciones, omisiones, repeticiones, fragmentaciones, contaminaciones, inversiones y sustituciones de sonidos, generando así palabras nuevas o secuencias de sonidos que carecen de significado. En muchas ocasiones, también se observa la presencia de ecolalia.

En el ámbito de la morfosintaxis, se caracteriza por una longitud media de enunciado reducida, compuesta únicamente por palabras de contenido, lo que implica la ausencia de conectores como artículos y pronombres. Los tiempos verbales se presentan como un aspecto problemático, ya que a menudo se observa una falta de concordancia entre el sujeto y el verbo. Estas características resaltan las limitaciones en la estructura del lenguaje de las personas con discapacidad intelectual, lo que puede dificultar aún más su capacidad de comunicación efectiva.

La pragmática es un nivel que presenta significativas deficiencias, manifestándose en errores al responder preguntas simples. La capacidad para contestar adecuadamente a estas preguntas implica una destreza en la utilización de los procesos pragmáticos previamente mencionados, especialmente aquellos relacionados con "quién" y "qué", que demandan una comprensión más elaborada. A menudo, las personas en esta situación tienden a responder utilizando la última palabra de la pregunta formulada. Sin embargo, estas dificultades tienden a disminuir a medida que se incrementa su competencia lingüística (Monfort y Monfort Cabané, 2010).

5.2. Epidemiología

De acuerdo con los datos proporcionados por la Encuesta de Discapacidad, Autonomía Personal y Situaciones de Dependencia 2020, realizada por el Instituto Nacional de Estadística, se estima que de los 4,38 millones de individuos que reportan tener alguna discapacidad, el 58,6 % son mujeres. Las tasas de discapacidad varían según la edad, siendo ligeramente más altas en hombres hasta los 34 años; sin embargo, a partir de los 35 años, esta tendencia se invierte, y la diferencia se amplía con el aumento de la edad.

En términos de tasas de discapacidad por cada mil habitantes, las mujeres presentan un índice notablemente superior (112,1) en comparación con los hombres (81,2). Al analizar los grupos específicos de discapacidad, se observa que las mujeres tienen las tasas más elevadas en movilidad (68,5), vida doméstica (57,8) y autocuidado (38,0). Por su parte, los hombres presentan las tasas más altas en movilidad (38,9), vida doméstica (31,8) y audición (24,2). Además, se destaca que el 79,5 % de los hogares no cuenta con ninguna persona con discapacidad, mientras que el 17,9 % tiene una persona, el 2,5 % tiene dos y el 0,2 % tiene tres o más personas con discapacidad.

El perfil típico de la persona que brinda cuidados a individuos con discapacidad es el de una mujer de entre 45 y 64 años, que vive en el mismo hogar que la persona a la que asiste. Este dato resalta la importancia del papel de las mujeres en el cuidado de personas con discapacidad, así como la necesidad de considerar su situación y necesidades en el contexto de políticas de apoyo y recursos para el cuidado.

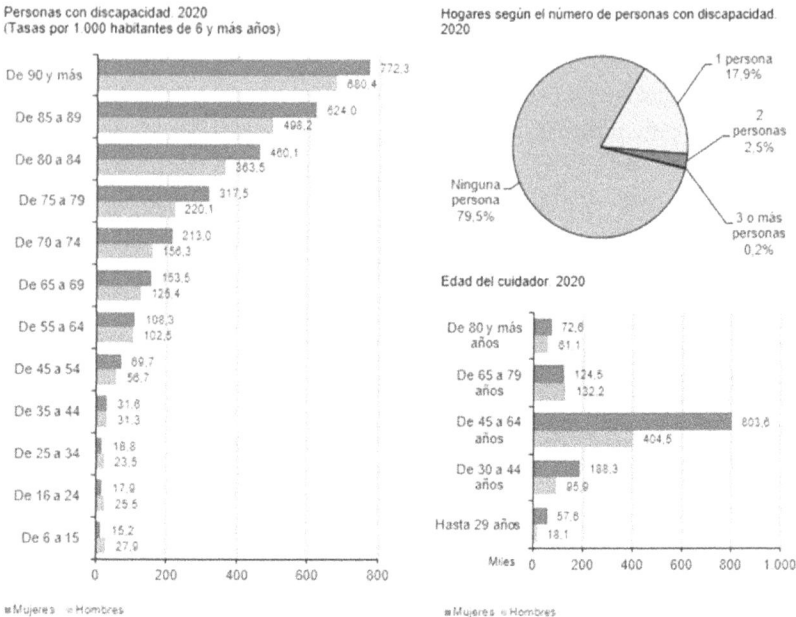

Figura 38: epidemiología.
Fuente: Instituto Nacional de Estadística (2020)

La discapacidad intelectual puede originarse por diversas causas, según lo expuesto por Fernández Reyes et al. (2022). Entre estas, se encuentran los trastornos genéticos, que son alteraciones en los genes. Los más destacados incluyen el Síndrome de X Frágil, la Fenilcetonuria y el Síndrome de Lesch-Nyhan, que se transmiten a los recién nacidos desde el momento de la concepción.

Asimismo, existen trastornos cromosómicos que afectan la estructura de los cromosomas. Los ejemplos más comunes son el Síndrome de Down, el Síndrome de Prader-Willi y el Síndrome de Angelman. Además, se pueden clasificar las causas de discapacidad intelectual en biológicas y orgánicas, que pueden manifestarse antes (si la madre durante la gestación padece alguna enfermedad como el sarampión o la rubéola o toma toxinas, medicamentos, etc.), durante (si el bebe ha estado expuesto a toxinas en el momento del parto, una infección, mucha presión en la cabeza, asfixia, etc.), o después del nacimiento (que el bebé sufra algún golpe en la cabeza o la enfermedad de la meningitis).

Por último, los factores ambientales también juegan un papel crucial en el desarrollo de la discapacidad intelectual. Una nutrición inadecuada durante el embarazo, el consumo de drogas o alcohol, la falta de atención médica y la carencia de estimulación física y sensorial en el bebé son algunas de las causas que pueden contribuir a esta condición. Es fundamental proporcionar un entorno adecuado que fomente el desarrollo integral del niño, promoviendo su movimiento, audición y habilidades comunicativas.

5.3. La discapacidad intelectual

Muestra (Paredes Duarte y Martín-Sánchez, 2018, p. 71):

Madre:	¿fuiste a la procesión los otros días?
Informante:	[asiente]
Madre:	¿sí? // a ver / ponte bien / cabeza arriba // ¿y cómo hacía el paso?
Informante:	pum pum [mueve la mano arriba y abajo]
Madre:	eso // y había muchos niños ¿no?
Informante:	mmmm
Madre:	muchos niños [asiente] // ¿Quién estaba?
Informante:	*(Chano)*
Madre:	Chano / ¿y quién más? / ¿Quién más?
Informante:	yo [señalándose a sí mismo]

La discapacidad intelectual se entiende como la presencia de limitaciones importantes en el desenvolvimiento durante la vida cotidiana. Se caracteriza por un funcionamiento intelectual significativamente inferior en dos o más de las siguientes áreas de habilidades adaptativas posibles: comunicación, auto-dirección, autocuidado (García López, 2008).

El rasgo principal de la discapacidad intelectual es una capacidad intelectual general considerablemente inferior a la media que se encuentra acompañada de restricciones importantes en la capacidad de adaptación propia de al menos dos de las siguientes áreas de habilidades: comunicación, autocuidado, vida en el hogar, competencias sociales/interpersonales, uso de recursos comunitarios, autocontrol, habilidades académicas funcionales, trabajo, ocio, salud y seguridad (DSM-5-TR).

Se pueden especificar cuatro grados de intensidad; sin embargo, se considera que una persona presenta discapacidad intelectual cuando su CI es aproximadamente, o inferior, a 70 y su inicio es anterior a los 18 años.

Los criterios diagnósticos siguiendo el DSM-5-TR son los siguientes:

A. Deficiencias de las funciones intelectuales, como el razonamiento, la resolución de problemas, la planificación, el pensamiento abstracto, el juicio, el aprendizaje académico y el aprendizaje a partir de la experiencia.
B. Deficiencias del comportamiento adaptativo que producen fracaso del cumplimiento de los estándares de desarrollo y socioculturales para la autonomía personal y la responsabilidad social.
C. Inicio de las deficiencias intelectuales y adaptativas durante el periodo de desarrollo.

5.3.1. El lenguaje en la discapacidad intelectual

El desarrollo del menor con discapacidad intelectual tiene repercusiones en el desarrollo lingüístico (Gallardo Ruiz y Gallego Ortega, 2003g, p. 453). Estas quedan explicadas a continuación.

Durante la etapa prelocutiva, se observa un retraso en las primeras adquisiciones motrices, lo que afecta el desarrollo comunicativo del individuo. La comunicación gestual y mímica se presenta de manera limitada, variando según el grado de retraso. Además, los llantos son más breves y las emisiones vocálicas son menos variadas, lo que indica un balbuceo restringido. También se evidencia un control deficiente de la respiración y de los órganos de la fonación, así como una motilidad bucofacial escasa.

El desarrollo fonológico de estos individuos es comparable al de los niños sin discapacidad intelectual, aunque se manifiesta de manera atemporal y con una serie de errores en la articulación. La discriminación fonemática es deficiente, lo que se traduce en trastornos del habla como dislalia, disfemia, habla atropellada y taquilalia. Asimismo, se observa una falta de modulación en la voz, lo que limita la expresividad verbal. Por lo tanto, en cuanto al desarrollo fonológico de estos niños, también descrito por Blanco Domínguez

(2012), se observa un retraso en la comunicación gestual y mímica, así como llantos que son más breves y con un uso limitado de emisiones vocálicas. El balbuceo es restringido y, aunque el desarrollo fonológico puede ser similar al de niños sin discapacidad, se presenta de manera atemporal, incompleta y con errores en la articulación. Además, se evidencia una deficiente discriminación fonemática, trastornos del habla y una notable falta de modulación en la voz.

En relación con la sintaxis existen alteraciones significativas en la adquisición y uso de los morfemas gramaticales, incluyendo concordancias, género, número y flexiones verbales. La estructuración de las frases es más lenta, resultando en producciones verbales que son a menudo incompletas e incorrectas, con una elaboración difícil. Las frases complejas son poco comunes, predominando las construcciones sintácticas simples y oraciones cortas. Las dificultades en la construcción gramatical son más notables en las estructuras sintácticas que en las morfológicas, y la creatividad lingüística se encuentra seriamente restringida, con una evolución lenta en la conjugación de las formas verbales y la presencia de construcciones ecolálicas.

La semántica presenta características como la pobreza en el uso de significados, lo que se traduce en un desarrollo léxico más pausado. Existen diferencias notables en la frecuencia de uso de ciertas palabras, lo que contribuye a un vocabulario que resulta automático y restringido. Además, se observa una tendencia hacia la verborrea y la evocación de términos a través de analogías, lo que puede limitar la riqueza del lenguaje expresado.

Los aspectos pragmáticos del lenguaje están influenciados por el entorno lingüístico del niño, lo que puede llevar a una menor inclinación hacia la participación en situaciones conversacionales. Este desarrollo lingüístico se ve ralentizado, en parte, por el uso restrictivo del lenguaje por parte de sus interlocutores. A pesar de que el nivel de comprensión puede ser superior y anterior al lenguaje expresivo, la iniciativa en la conversación se presenta como limitada en diversos grados.

Las características del lenguaje en infantes con discapacidad intelectual, según Blanco Domínguez (2012), se manifiestan en la predominancia de construcciones simples que incluyen sujeto, verbo y complemento. Las estructuras más complejas, que combinan sujeto, verbo, objeto y complemento, son poco frecuentes. Además, el uso de frases coordinadas y subordinadas es escaso, y se observa una mezcla de estructuras correctas e incorrectas en su comunicación. Las funciones del lenguaje que predominan son la fática y la denotativa, mientras que las funciones connotativas o informativas son menos evidentes. Asimismo, se nota una carencia de creatividad y dinamismo en su expresión verbal.

5.3.2. Escala de gravedad

Discapacidad intelectual leve: CI entre 50–55 hasta 70
Este grupo incluye a la mayoría de las personas afectadas por este trastorno (aprox. 85 % de los afectados). Suelen desarrollar habilidades sociales en etapa preescolar (0–5 años). Suelen alcanzar conocimientos académicos similares a sexto de primaria. Contando con apoyos suficientes las personas con Discapacidad intelectual leve pueden ser independientes y vivir satisfactoriamente en la sociedad (García López, 2008).

A pesar de su capacidad intelectual y de tener serias dificultades para acatar un currículum escolar regular, incluso en niveles elementales, pueden escribir, aprender las cuatro operaciones básicas de cálculo y lograr un considerable conjunto de conocimientos y aprendizajes escolares (García López, 2008). Su desempeño laboral, sus interacciones sociales y su conducta sexual pueden también ser, en gran medida, similares a las de individuos con mayor inteligencia. Frecuentemente, la discapacidad intelectual leve permite un futuro optimista con los tratamientos psicopedagógicos adecuados.

Discapacidad intelectual moderada: CI entre 35–40 y 50–55
Este grupo es, aproximadamente, el 10 %. Suelen adquirir las habilidades comunicativas durante los primeros años de vida (García López, 2008). Con una supervisión moderada pueden aprovecharse de una formación laboral y beneficiarse del aprendizaje de habilidades sociales. Es la discapacidad intelectual común, la que mejor representa las definiciones tradicionales de lo que representa la discapacidad intelectual. Los límites auténticos, ya sean superiores o inferiores, son complicados de establecer y no son extremadamente estrictos (García López, 2008). Su restricción le generará dificultades graves para su incorporación a un empleo y, en general, para su integración social.

Discapacidad intelectual grave: CI entre 20–25 y 35–40
En este caso, es alrededor del 3–4 %. Durante los primeros años apenas adquieren habilidades lingüísticas. Adquieren solo algunas habilidades relacionadas con el lenguaje como la lectura global o el cálculo simple (García López,

2008). Pese a los tratamientos psicopedagógicos, el futuro de la discapacidad intelectual grave no es muy optimista, aunque se pueden alcanzar objetivos de integración y normalización social (García López, 2008). El propósito principal en personas con graves deficiencias mentales no es la educación tradicional, sino la obtención del máximo número posible de hábitos o competencias de autonomía básica.

Discapacidad intelectual profundo: CI inferior a 20–25
Incluye entre el 1 y el 2 % de las personas con discapacidad intelectual. La mayor parte de este grupo presentan enfermedades neurológicas identificadas (García López, 2008). Algunos de ellos llegan a realizar tareas simples en instituciones protegidas y supervisadas. Es extremadamente complicado que logre autonomía funcional más allá de los comportamientos más básicos de vestirse y desnudarse, alimentarse de manera autónoma, o desarrollar habilidades de higiene personal. La educación que debe recibir consistirá en hábitos de independencia y no será sencillo que alcance ni siquiera el dominio del lenguaje oral. El principal objetivo educativo de un deficiente profundo es que deje de ser profundo o de mostrarse como tal (García López, 2008). El objetivo del educador debe ser brindarles competencias que les permitan ser cada vez más autónomos en diferentes aspectos de la vida cotidiana, minimizando de esta manera la necesidad de asistencia externa.

Discapacidad intelectual de gravedad no especificada
En aquellos casos en los que se tiene certeza de que la persona padece un discapacidad intelectual pero esta no puede ser evaluada a través de las pruebas tradicionales es cuando hablamos de discapacidad intelectual de gravedad no especificada (García López, 2008).

5.4. Síndrome de Down

La discapacidad intelectual más común es el Síndrome de Down, que ha sido objeto de estudio desde el siglo XIX. Este síndrome recibe su nombre del médico británico John Langdon Haydon Down, quien en 1866 fue pionero en la descripción de las características clínicas observadas en un grupo específico de personas. Entre las características más notables del Síndrome de Down se encuentran la discapacidad intelectual y ciertos rasgos faciales que recuerdan a los de algunas poblaciones de Asia oriental, lo que llevó a Down a utilizar el término "mongólico" en su investigación. No obstante, fue Jérome Lejeune quien, en 1958, identificó la anomalía cromosómica del par 21 que define este síndrome.

Investigadores en el ámbito del lenguaje han evidenciado que la capacidad lingüística de las personas con Síndrome de Down no se correlaciona directamente con su habilidad cognitiva. Aunque el desarrollo del lenguaje sigue una estructura similar a la de la población general, se observa que el ritmo de adquisición es más lento en estos individuos. Además, se ha encontrado que las funciones visuales tienden a estar mejor preservadas, mientras que las funciones auditivas suelen presentar un deterioro, lo que contribuye a las dificultades en el lenguaje oral.

La aparición de las primeras palabras en este grupo no se manifiesta hasta alcanzar los dos años de edad, lo que indica que el desarrollo del vocabulario se produce de manera gradual. Uno de los aspectos más impactados es el relacionado con la fonología (Díaz Caneja, 2006). Estas dificultades en la articulación son más pronunciadas en comparación con otros individuos que presentan discapacidades intelectuales, lo que se atribuye a un mayor número de errores fonológicos característicos del Síndrome de Down (Garayzábal Heinze et al., 2010). Además, en cierta medida, estas dificultades se relacionan con malformaciones neuromotrices, tales como la hipotonía, el babeo y problemas en la región orofaríngea. La hipotonía muscular que afecta a los músculos de la boca, la lengua y la faringe se considera un factor de riesgo significativo para la inteligibilidad del habla.

La inteligibilidad del habla viene definida por la claridad con que se expresa y es comprendido por el receptor de su mensaje (Kumin, 2002). En cantidad de ocasiones, debido al bajo nivel de inteligibilidad las personas interlocutoras no prestan la suficiente atención, mermando de este modo la práctica comunicativa de la persona con discapacidad intelectual. Estableciendo un patrón de actuación por parte de los demás interlocutores de terminación de oraciones, habla infantilizada y en numerosas ocasiones no tomar verdaderamente en serio su opinión e ideas. Otra de las dificultades que se encuentran en las personas con Síndrome de Down son las dificultades en la memoria verbal a corto plazo u operativa.

Según Baddeley (1998), la memoria se define como un sistema con capacidad limitada que retiene información por un periodo breve, permitiendo su utilización en diversas funciones cognitivas como el aprendizaje, la comprensión, el razonamiento y la resolución de problemas. Este autor divide la memoria verbal a corto plazo en tres elementos fundamentales: el bucle fonológico, la agenda visoespacial y el ejecutivo central. Investigaciones, como la realizada por Fernández Olaria y Gràcia Gracia (2013), han comparado dos grupos de adultos con Síndrome de Down que presentan diferentes niveles de desarrollo lingüístico. Los hallazgos indicaron que el grupo con menor capacidad de expresión lingüística mostró un rendimiento inferior en las tareas que evalúan esta memoria, lo que sugiere una relación significativa entre las dificultades lingüísticas y la memoria a corto plazo.

Las dificultades en el análisis de las unidades lingüísticas también impactan el nivel morfosintáctico, estableciendo un rasgo característico del Síndrome de Down: un déficit específico en la producción gramatical. Se observa que la adquisición y el uso de morfemas gramaticales, tales como género, número, concordancia e inflexiones verbales, se ven alterados a lo largo de su vida. Sin embargo, no se presenta un estancamiento, ya que con la intervención adecuada es posible mejorar estas habilidades. Aunque la omisión de preposiciones, conjunciones y artículos es persistente y evidente, no afecta la claridad del mensaje, lo que resulta en un habla telegráfica. Esta situación sugiere que el problema radica más en la memoria fonológica que en la competencia gramatical.

Ante las dificultades presentes en las áreas fonológica y morfosintáctica, se suma la problemática en el ámbito semántico, específicamente en la comprensión del vocabulario, conocido como vocabulario receptivo, que se manifiesta como un punto fuerte en el desarrollo lingüístico de las personas con Síndrome de Down. A pesar de su nivel cognitivo relativamente bajo, su repertorio léxico supera las expectativas, logrando una comprensión del vocabulario comparable a la de sus pares. En cuanto a la pragmática, los adultos con Síndrome de Down muestran una competencia bastante sólida (Garayzábal Heinze et al., 2010), lo que les permite utilizar su limitada capacidad expresiva de manera efectiva en la comunicación. Son capaces de emplear correctamente automatismos conversacionales, como los saludos. No obstante, una de las habilidades pragmáticas que afecta la inteligibilidad es la capacidad para mantener y cambiar de tema durante una conversación. Muchas personas con Síndrome de Down tienden a desviarse del tema principal, lo que dificulta que sus interlocutores sigan el hilo de la conversación, resultando en interacciones más breves (Kumin, 2002).

Muestra (Paredes Duarte y Martín-Sánchez, 2018, p. 134):

Profesora:	¿mañana?
Informante:	zi
Profesora:	¿con quién?
Informante:	con papá / mamá y yo
Profesora:	ahhh muy bien ¿y a qué hora vais? Por la tarde, por la mañana…
Informante:	po mmmmm pazaaaao mmmmmariana [se toca el pelo y el brazo]
Profesora:	ah pasado mañana. Cuando vais ¿qué hacéis? ¿vas a la caseta? / cuéntame qué haces cuando vas a la feria.
Informante:	a montaaaaa cacharrito
Madre:	¿y cuál te gusta?
Informante:	co- coche choque

5.5. Trastornos del espectro autista (TEA)

Los trastornos del espectro autista (TEA) constituyen un grupo de trastornos neuropsiquiátricos que se clasifican como trastornos generalizados del desarrollo, los cuales pueden ser identificados desde una edad muy temprana (Artigas Pallarés, 1999). Estos trastornos generan un impacto significativo no solo en el desarrollo y bienestar de la persona afectada, sino también en sus familiares, quienes enfrentan una considerable carga debido a la atención especializada que requieren.

El autismo se define como un trastorno del desarrollo que se manifiesta en etapas iniciales y que se caracteriza por alteraciones en la interacción social, la comunicación y el lenguaje, así como en la flexibilidad de conductas, intereses y actividades. A lo largo de las últimas décadas, la comprensión del autismo ha evolucionado, siendo su inclusión en la categoría de trastornos del desarrollo uno de los avances más destacados en este ámbito.

En 1987, el DSM-III introdujo la categoría de trastornos profundos del desarrollo y posteriormente se denominó "trastorno generalizado del desarrollo"

(TGD). Es importante señalar que, aunque los trastornos autistas afectan diversas áreas del desarrollo, no se observa un retraso generalizado en todos los aspectos del mismo

El concepto de Trastornos Generalizados del Desarrollo (TGD) se estableció con el objetivo de diferenciarse de la 'esquizofrenia infantil' y de los Trastornos Específicos del Desarrollo (TED). En este contexto, el término psicosis se limitó a describir síntomas y comportamientos que se manifiestan a través de delirios, alucinaciones, incoherencia en el lenguaje o conductas catatónicas, que se enmarcan dentro de la esquizofrenia y otros trastornos psicóticos. Además, una de las características que distingue al autismo de la esquizofrenia es que el autismo debe manifestarse antes de los tres años. En contraste con los TED, que afectan principalmente una única función, los TGD impactan múltiples áreas del desarrollo. Por lo tanto, se considera que estamos ante un trastorno del desarrollo que presenta una considerable variabilidad tanto cuantitativa como cualitativa. La perspectiva contemporánea tiende a ver el autismo como un espectro amplio que abarca diversos trastornos con características comunes, aunque aún no se han definido de manera concluyente los subtipos que lo componen. Esta noción ha sido reflejada en documentos diagnósticos como el DSM-IV y el CIE-10, que han contribuido a la comprensión y clasificación de estos trastornos.

La razón más común por la que se consulta sobre un infante con autismo es el retraso en el desarrollo del lenguaje. Por lo tanto, es fundamental mantener un alto nivel de sospecha y realizar una evaluación exhaustiva de la conducta social cuando un menor de dos años no ha comenzado a hablar. Según Tuchman et al. (1991), más de la mitad de los padres de niños autistas en edad preescolar expresaron su preocupación principal por la falta de lenguaje. En algunos casos, esta preocupación se acompaña de la impresión de que el niño no comprende el significado de las palabras. Es habitual observar en infantes de entre dos y cuatro años el uso de una jerga, a veces muy compleja, que reemplaza el lenguaje convencional. Aunque puede parecer que imitan el habla de los adultos, esta jerga carece de contenido semántico. A menudo, se pueden escuchar palabras o frases sorprendentemente sofisticadas, pero completamente fuera de contexto.

Un fenómeno característico en autistas es la ecolalia, que puede ser inmediata o retardada. Mientras que la ecolalia inmediata puede ser considerada normal en ciertas etapas del desarrollo, la ecolalia retardada debe generar una alta sospecha de autismo. Además, es común que durante los extensos monólogos que pueden acompañar a los juegos infantiles, el niño no tenga un interlocutor. Este discurso, a menudo carente de significado, se caracteriza por una entonación cuidada, como si se tratara de una conversación bien estructurada; en él pueden entrelazarse anuncios de televisión y frases comunes. Otra característica temprana en el lenguaje de los niños autistas es la falta de gesticulación o expresión facial, que podría servir para compensar sus déficits en la comunicación verbal. En lugar de utilizar gestos para comunicarse, a menudo emplean el movimiento para dirigir a los adultos hacia sus objetivos, tratándolos como objetos que utilizan mecánicamente para satisfacer sus deseos.

Un fenómeno lingüístico que se observa con frecuencia en autistas es la tendencia a utilizar el 'tú' o el 'él' en lugar del 'yo'. Esta característica podría interpretarse como una forma de ecolalia y podría estar vinculada a las dificultades en la cognición social que presentan estos niños, como se explicará más adelante. Además de la expresión verbal, la comprensión del lenguaje también suele verse afectada, aunque este aspecto puede ser más complicado de identificar. En algunas ocasiones, se plantea la posibilidad de que exista una sordera. Al clasificar los trastornos del lenguaje en autistas, se pueden adoptar dos enfoques conceptuales diferentes, que no son necesariamente excluyentes. Desde la perspectiva de Bishop (2000), todos los trastornos del lenguaje se agrupan bajo el término de trastornos específicos del lenguaje, sin importar si se ve afectada la capacidad receptiva, la expresiva o ambas. En la práctica, el déficit en la expresión suele estar relacionado con un déficit en la comprensión, aunque puede ser difícil de evidenciar mediante métodos convencionales. Por su parte, Rapin (1997) aboga por mantener categorías distintas, ya que esto permite una mejor definición de los problemas lingüísticos que se presentan.

Muestra (Paredes Duarte y Martín-Sánchez, 2018, p. 51):

Informante: [se mueve mucho hacia delante y hacia atrás y sonríe]
Madre: no habla // pero / sin embargo [acariciándolo] utiliza un sistema de signos para comunicarse con su familia y con la gente que lo conoce [lo vuelve a acariciar]
Informante: [coge la mano de su madre y la lleva hacia un recipiente]

Informante:	[mira fijamente algo y coge la mano de su madre]
Madre:	¿sí? ¿así?
Informante:	[hace un ruido]
Madre:	a ver // ¿te doy un trocito? [coge un croissant, parte un trozo y se lo da en la boca]
Informante:	[espera con la mano abierta, como si quisiera cogerlo y sonríe]
[...]	
Informante:	[vuelve a coger la mano de su madre y la lleva de nuevo hacia el croissant]

Las características esenciales de los trastornos del espectro autista (TEA) son, siguiendo el DSM-5-TR son las siguientes:

A. Deficiencias persistentes en la comunicación social y en la interacción social en diversos contextos, manifestado por todo lo siguiente:
   a. Las deficiencias en la reciprocidad socioemocional varían. Por ejemplo, con un acercamiento social anormal.
   b. Las deficiencias en las conductas comunicativas no verbales utilizadas en la interacción social varían y son poco integradas.
   c. Las deficiencias en el desarrollo, mantenimiento y comprensión de las relaciones varían (dificultades para ajustar el comportamiento).
B. Patrones restrictivos y repetitivos de comportamiento, intereses o actividades.
   a. Movimientos, utilización de objetos o habla estereotipados o repetitivos.
   b. Insistencia en la monotonía, excesiva inflexibilidad de rutinas o patrones ritualizados de comportamiento verbal o no verbal.
   c. Intereses muy restringidos y fijos que son anormales en cuanto a intensidad o foco de interés.
   d. Hiperreactividad o hiporreactividad.
C. Los síntomas deben estar presentes en las primeras fases del periodo de desarrollo
D. Los síntomas casan un deterioro clínicamente significativo en lo social, laboral u otras áreas importantes.
E. Estas alteraciones no se explican por una discapacidad intelectual

En relación con la sintomatología, se aprecia, en primer lugar, la agnosia auditiva verbal, según lo descrito por Rapin en 1997, se caracteriza por la incapacidad de interpretar el lenguaje que se recibe a través del oído. En el caso de los niños autistas que presentan este tipo de afectación, se observa una notable ausencia de intentos de comunicación no verbal, como el uso de dibujos o gestos, a diferencia de lo que se puede ver en niños con disfasia pura. En su lugar, estos niños tienden a utilizar a los adultos como objetos para satisfacer sus necesidades, como se evidencia cuando toman de la mano a su madre para guiarla hacia lo que desean, sin establecer contacto visual ni ninguna otra forma de interacción comunicativa. Aquellos autistas que padecen esta disfunción lingüística suelen ser los más severamente afectados, y a menudo se les asocia con discapacidad intelectual, lo que agrava aún más su condición. Este trastorno también se relaciona con frecuencia con la epilepsia o alteraciones paroxísticas en el electroencefalograma, lo que suscita interrogantes sobre la conexión entre estos casos de autismo severamente disfásico y la afasia epiléptica adquirida de Landau-Kleffner.

El síndrome fonológico-sintáctico es el trastorno del lenguaje más común, tanto en individuos autistas como en aquellos que no lo son, y en ocasiones resulta complicado distinguirlo de un retraso simple en el lenguaje, especialmente en casos leves. Este trastorno se manifiesta a través de una escasez tanto semántica como gramatical, junto con una vocalización deficiente, lo que da lugar a un lenguaje que resulta poco comprensible, sobre todo para adultos que no están familiarizados con su manera de expresarse. Aunque la comprensión del lenguaje puede estar alterada en cierta medida, el trastorno se evidencia principalmente como un déficit en la expresión verbal.

La dificultad principal del síndrome léxico-sintáctico radica en la habilidad para recordar la palabra correcta que corresponde a un concepto o idea específica. La presencia de complicaciones pragmáticas complica la delimitación de este trastorno, tanto en relación con el síndrome semántico-pragmático como con el fonológico-sintáctico.

El trastorno de la prosodia abarca aquellos elementos del habla que no están directamente relacionados con la conversión de grafemas a fonemas. Por lo tanto, se refiere a la entonación y al ritmo que se emplea en el lenguaje. En niños autistas de alto funcionamiento y en aquellos con síndrome de Asperger, es común observar alteraciones en este aspecto, que pueden coexistir con otros problemas lingüísticos. En ciertas ocasiones, el tono de voz del niño puede transmitir una impresión de 'pedantería'; en otros momentos, puede manifestarse a través de una entonación excesivamente aguda o mediante formas vocales inusuales, lo que resalta la peculiaridad de su forma de comunicarse.

La persona con autismo no solo muestra alteraciones en los aspectos formales del lenguaje (sintaxis, léxico, fonología, prosodia), sino que también suele tener alteraciones en su uso social o comunicativo. En este contexto, Rapin y Allen (1983) describieron el denominado síndrome semántico-pragmático. Las características pragmáticas del lenguaje se fundamentan en las capacidades lingüísticas, pero también dependen de las capacidades cognitivo-sociales del individuo. Por lo tanto.

Bishop (2004) comenzó a promover la noción de que los trastornos del lenguaje específicos y los trastornos autistas no son conceptos excluyentes, sino que, en cambio, se sitúan en un continuo. Los niños con buenos recursos de comunicación, pero con escasez de habilidades sociales se acercarían al SA; aquellos con una relación social bastante buena, pero con un trastorno del lenguaje más pronunciado, estarían situados en el trastorno semántico-pragmático y, finalmente, aquellos con trastornos en los dos aspectos, social y lingüístico, formarían parte de los autistas clásicos.

Tal vez el punto más fascinante de este modelo radica en admitir que las formas intermedias son las más predominantes, situadas en cualquier lugar de este continuo. En una investigación más reciente, Shields et al. (1996) establecen una comparación entre niños con trastorno semántico-pragmático y niños con alto rendimiento académico. Aprecian los hallazgos en sets de pruebas neuropsicológicas y de cognición social, hallando analogías entre ambos grupos. Los hallazgos en ambos grupos señalan una disfunción del hemisferio derecho y una disfunción en la cognición social. En una revisión de Gagnon et al. (1997), al contrastar a autistas de alto rendimiento con niños diagnosticados con síndrome semántico-pragmático, se determina que no es posible determinar diferencias sintomáticas que definan una distinción entre estos.

A continuación, describimos los elementos pragmáticos del lenguaje que podrían verse modificados en los trastornos del autismo:

Turno de la palabra: en una conversación, es fundamental que mientras una persona se expresa, la otra preste atención, y viceversa; sin esta interacción, la comunicación se ve severamente restringida. Para que la alternancia de turnos funcione adecuadamente, el oyente debe estar atento al discurso de su interlocutor, con el objetivo de anticipar el momento en que concluirá su intervención y así poder participar. Esto requiere un entendimiento de la estructura gramatical de las oraciones y la capacidad de interpretar las señales prosódicas, elementos que facilitan la previsión del final de un turno. En el caso de los niños que presentan trastorno específico del lenguaje, estas habilidades interpretativas pueden estar comprometidas, lo que a su vez puede generar dificultades para mantener un turno de palabra adecuado durante la conversación. Además, es importante tener en cuenta que la reciprocidad en el intercambio de turnos no solo depende de la competencia lingüística. Existen factores no lingüísticos asociados al autismo que se han vinculado con problemas para reconocer los marcadores conversacionales. Se ha evidenciado que las personas autistas enfrentan retos al alternar entre los roles de 'hablante' y 'oyente', lo que hace que permanezcan en el rol de hablador de manera indefinida. Asimismo, presentan dificultades para utilizar el contacto visual como una señal para identificar su turno en la conversación. Baron-Cohen (1997) señala que este inconveniente se relaciona directamente con un déficit en la teoría de la mente.

Inicios de conversación: es indiscutible que para abordar un tema en una conversación se requieren competencias lingüísticas adecuadas. Es fundamental tener claridad sobre el mensaje que se desea transmitir y la forma en que se puede expresar. Cuando este proceso se ve comprometido, la persona tiende a adoptar una postura pasiva, lo que le libera de esta complejidad. La habilidad para iniciar una conversación o para cambiar de tema también está vinculada a destrezas cognitivo-sociales. Un aspecto crucial en este contexto es la capacidad de reconocer el momento en que el interlocutor está dispuesto a adoptar una actitud receptiva. La identificación de señales atencionales se rige por ciertos códigos que pueden resultar difíciles de interpretar para las personas con autismo. Además, es necesario emplear señales no verbales que indiquen el comienzo de la conversación, tales como el contacto visual, una entonación adecuada o un marcador verbal. También es esencial que los inicios sean apropiados al contexto, ya que de lo contrario, la conversación puede volverse completamente dispersa. Es importante señalar que todos estos elementos pueden ser considerados como habilidades relacionadas con la teoría de la mente, lo que explica las dificultades que enfrentan los niños autistas en los inicios y cambios de conversación. Dentro de esta alteración pragmática, se observa la tendencia de las personas autistas a repetir la misma pregunta, sin importar la respuesta recibida.

Lenguaje figurado: el lenguaje figurado implica tanto habilidades lingüísticas como sociales. Al examinar el lenguaje cotidiano, se evidencia el uso frecuente de expresiones figurativas, tales como metáforas, dobles sentidos, significados implícitos y formas de cortesía. Desde una perspectiva lingüística, es fundamental comprender los giros gramaticales y las estructuras sintácticas que rigen el uso social del lenguaje. La ausencia de un referente lógico claro puede dificultar que un niño con trastorno específico del lenguaje entienda un discurso que se vuelve críptico, lo que puede llevar a una desconexión de la coherencia conversacional necesaria. Este desafío se intensifica en el caso de las personas autistas, quienes requieren una interpretación que trasciende las palabras literales, enfocándose en lo que realmente se quiere comunicar. Por lo tanto, es esencial abordar la necesidad de entender la perspectiva del otro para participar en un intercambio que no solo involucra ideas, sino también sentimientos y emociones. En este contexto, el autista puede sentirse completamente abrumado, lo que provoca que su expresión verbal pierda dirección con facilidad.

Clarificaciones: en una interacción verbal, es fundamental adaptar el discurso a la capacidad de comprensión del oyente. Es necesario reformular frases con diferentes enfoques, reiterar ideas de manera variada y aclarar conceptos complejos, asegurándose de que el mensaje se percibe de la forma en que el emisor lo pretende. Es importante considerar tanto la dimensión semántica como la socio-cognitiva del lenguaje. Para desarrollar habilidades lingüísticas que permitan una comunicación efectiva y profunda, se requiere no solo de capacidades expresivas, sino también de la habilidad para identificar cuándo el mensaje ha sido comprendido adecuadamente, evitando que se pierda en un torrente de palabras e ideas desorganizadas. Es evidente que para una persona autista, interpretar constantemente si su mensaje ha sido recibido correctamente puede resultar un esfuerzo considerable. Cuando esta habilidad falla, puede parecer que se habla en soledad. De manera recíproca, este mismo proceso conversacional implica que, si el receptor no comprende algo, debe solicitar una aclaración para recuperar un concepto que ha sido recibido de manera ambigua, incorrecta o que simplemente no ha sido asimilado, a pesar de las palabras. Sin embargo, una persona autista o un niño con trastorno del lenguaje puede llegar a pensar que la conversación del adulto es siempre correcta, atribuyendo el problema únicamente a su propia capacidad de comprensión, de forma que evitan preguntar o solicitar aclaraciones.

5.6. Recapitulación

En este último capítulo, se ha mantenido que la discapacidad intelectual es un concepto amplio que abarca diversas realidades cognitivas, adaptativas, lingüísticas… Se ha procurado ofrecer una visión panorámica sobre el lenguaje en la discapacidad intelectual y, específicamente, se han estudiado las repercusiones lingüísticas del Síndrome de Down y el TEA (trastorno de espectro autista). Se ha visto que muchos menores que tienen discapacidad intelectual presentan, desde sus inicios, dificultades y retrasos en el habla o el lenguaje y pueden llegar a desarrollar problemas a nivel gramatical, de vocabulario, comunicativo, pragmático… Esto hace que estos infantes deban aprender a expresar sus ideas, pensamientos, emociones, necesidades, etc. Así, el lenguaje puede pasar a ser un auténtico desafío y resulta fundamental generar un entorno comunicativo rico y estimulante, aportar apoyo individualizado y a nivel familiar, educativo y profesional y trabajar, desde todos los ámbitos, la inclusión del menor.

Conclusiones

Esta monografía nace con la idea de que el conocimiento lingüístico se puede aplicar para comprender y abordar los trastornos del lenguaje; para ello, a lo largo de estas páginas se ha tratado de ofrecer una visión integradora de las distintas dificultades que pueden surgir durante el proceso de adquisición, desarrollo y/o usos del lenguaje.

Durante del primer capítulo, se ha tratado de poner de relieve cómo el cerebro procesa la información lingüística y cómo las lesiones en este órgano pueden afectar al lenguaje. Asimismo, los avances en las distintas técnicas de estudio han demostrado que el lenguaje no es una función independiente. De esta forma, se expusieron las bases neurolingüísticas del lenguaje, haciendo hincapié en la relación que existe entre el cerebro y el proceso de producción y comprensión del lenguaje. Así, se puede llegar a la conclusión de que todas aquellas investigaciones que se han enfocado en averiguar, a partir de las lesiones cerebrales, qué áreas del lenguaje o capacidades se ven afectadas son las más desarrolladas. A esto se suma que la comprensión de esto también ha permitido desarrollar terapias y tratamientos más efectivos; de todas ellas, las de carácter multidisciplinar (neurológico, psicológico, lingüístico…) son cruciales para abordar los trastornos del lenguaje.

En el segundo capítulo, se consideraron los diferentes niveles de análisis (fónico-fonológico, morfosintáctico, léxico-semántica y pragmático) y las principales dificultades que pueden aparecer en cada uno de ellos. De su lectura se desprende que una persona con un trastorno del habla o del lenguaje mostraría dificultades para poder emitir sonidos y palabras por dificultades en la articulación. De esta forma, estaría afectada la expresión oral y la fluidez, así como dificultades en la comprensión o uso del lenguaje. Esto ha permitido adquirir una comprensión más realista, dado que cada nivel aborda aspectos diferentes del lenguaje que irían desde la emisión de fonemas, problemas para formar oraciones, dificultades para usar palabras o incluso dificultades para iniciar o mantener conversaciones.

El tercer capítulo se dedicó a explicar las alteraciones de la fluidez del habla. En estos casos, se ve afectada la comunicación por un habla rápida, lenta o repetitiva dado que representan un grupo muy diverso de trastornos que afectan a la capacidad del habla (disfemia, disglosia, disfonía, disartria y afasia). Cada uno de estos trastornos presenta una etiología concreta que hacer que se necesiten enfoques diversos y novedosos.

En el capítulo cuatro, se comprobó que las dificultades de aprendizaje afectan a la adquisición y desarrollo lingüístico de los infantes. Asimismo, se explicó que hay una altísima comorbilidad entre determinados trastornos del lenguaje como la dislexia (trastorno que afecta tanto a la lectura como a la escritura), la discalculia (se trata de un trastorno que afecta al aprendizaje de los conceptos y lenguaje matemáticos), las alexias (trastorno adquirido que afecta a la capacidad de la lectura) o las agrafías (trastorno adquirido de la escritura). Por todo ello, se puede afirmar que esta comorbilidad es común y que dificulta el diagnóstico y el tratamiento. Asimismo, la identificación temprana es fundamental para minimizar su impacto en el proceso de enseñanza-aprendizaje.

Finalmente, el último capítulo, se centró en las repercusiones lingüísticas en la discapacidad intelectual que puede deberse a factores biológicos, genéticos, ambientales o médicos. Para ello, se explicó que la discapacidad intelectual es un concepto amplio que abarca diversas realidades y que estas personas pueden presentar, desde sus inicios, dificultades y retrasos en el habla o el lenguaje. En este apartado, especialmente se habló del síndrome de Down y del Trastorno del Espectro Autista.

A lo largo de estas páginas se ha podido comprobar la amplia complejidad y la diversidad que presentan los trastornos del habla y del lenguaje. Esta complejidad aborda desde dificultades leves hasta trastornos graves que impiden totalmente la comunicación. Se incide, a lo largo del libro en que la intervención temprana es fundamental, así como el apoyo multidisciplinar y familiar. Además, el aporte lingüístico puede resultar clave para estudiar estas desviaciones.

En conclusión, la colaboración de diferentes especialistas (entre los que se encuentran los lingüistas) es básica para comprender y abordar las dificultades y poder mejorar su calidad de vida. Así, la intervención temprana, el apoyo, las adaptaciones a las necesidades individuales son fundamentales para incrementar el desarrollo comunicativo de las personas.

Referencias bibliográficas

Almagro Cardenete, Y. (2003). *Estudio del componente léxico y morfosintáctico en pacientes afásicos bilingües del catalán y del castellano*. [Tesis Doctoral]. Universitat Rovira i Virgili.

Alonso Cortés, A. (2015). *Lingüística*. Cátedra.

Álvarez Lami, L. (2010). *Disartria*. infomed. Red de salud de Cuba. https://www.sld.cu/galerias/pdf/sitios/rehabilitacion-logo/disartria.pdf

American Psychiatric Association. (2023). *Manual diagnóstico y estadístico de los trastornos mentales: Texto revisado. DSM-5-TR®* (5ª edición). Editorial Médica Panamericana.

Anadón Álvarez, R. (1995). *Estructura de las neuronas naturales* (S. Barro y J. Mira, Eds.). Universidad de Santiago de Compostela.

Anaya-Reig, N., y Calvo Fernández, V. (2019). *Desarrollo de habilidades lingüísticas en la educación infantil*. Ediciones Paraninfo, S.A.

Aram, D. M. (1991). Comments on Specific Language Impairment as a Clinical Category. *Language, Speech, and Hearing Services in Schools*, 22(2), 84–87. https://doi.org/10.1044/0161-1461.2202.84

Ardila, A., y Rosselli, M. (2007). *Neuropsicología clínica*. El Manual Moderno.

Ardila Ardila, A. (2006). *Las afasias*. Florida International University. https://aalfredoardila.files.wordpress.com/2013/07/ardila-a-2006-las-afasias-primera-parte.pdf

Ardila Ardila, A. (2008). Neuropsicología del lenguaje. En J. Tirapu Ustárroz, M. Ríos Lago, y F. Maestú Unturbe (Eds.), *Manual de neuropsicología*. Viguera. https://aalfredoardila.files.wordpress.com/2013/07/2008-ardila-neurpsicologia-del-lenguaje1.pdf

Artigas Pallarés, J. (1999). El lenguaje en los trastornos autistas. *Revista de Neurología, 28*(S2), 118. https://doi.org/10.33588/rn.28S2.99046

Artigas-Pallarés, J., y Narbona, J. (2011). *Trastornos del neurodesarrollo*. Viguera.

Asociación Americana de Psiquiatría. (2002). *DSM IV TR Manual diagnóstico y estadístico de los trastornos mentales*. Amer Psychiatric Pub Incorporated.

Asociación Americana de Psiquiatría. (2018). *DSM-5. Manual diagnóstico y estadístico de los trastornos mentales*. Panamericana.

Asociación Americana de Psiquiatría. (1987). *Diagnostic and Statistical Manual of Mental Disorders: DSM-III-R*. American Psychiatric Association.

Astington, J. (1996). What is theoretical about the child's theory of mind? A Vygotskian view of its development. En P. Carruthers y P. K. Smith (Eds.), *Theories of Theories of Mind* (pp. 184–199). Cambridge University Press. https://doi.org/10.1017/CBO9780511597985.013

Astington, J. W. (1998). *El descubrimiento infantil de la mente*. Ediciones Morata S.L.

Astington, J. W., y Gopnick, A. (1995). Theory of mind development and social understanding. *Cognition y Emotion, 9*, 151–165. https://doi.org/10.1080/02699939508409006

Baddeley, A. D. (1998). *Memoria humana: Teoría y práctica*. McGraw-Hill Interamericana de España.

Baron-Cohen, S. (1997). *Mindblindness: An essay on autism and theory of mind* (First MIT Press paperback edition). MIT Press.

Baron-Cohen, S., Leslie, A. M., y Frith, U. (1985). Does the autistic child have a "theory of mind"? *Cognition, 21*(1), 37–46. https://doi.org/10.1016/0010-0277(85)90022-8

Barragán, E. P., y Lozano, E. S. (2011). Identificación temprana de trastornos del lenguaje. *Revista Médica Clínica Las Condes, 22*(2), 227–232. https://doi.org/10.1016/S0716-8640(11)70417-5

Belloch, A., Sandín, B., y Ramos Campos, F. (2020). *Manual de psicopatología*. McGraw-Hill.

Berndt, R. S., Haendiges, A. N., Mitchum, C. C., y Sandson, J. (1997). Verb Retrieval in Aphasia. 2. Relationship to Sentence Processing. *Brain and Language, 56*(1), 107–137. https://doi.org/10.1006/brln.1997.1728

Bishop, D. V. M. (2000). Pragmatic language impairment: A correlate of SLI, a distinct subgroup, or part of the autistic continuum? En D. V. M. Bishop y L. B. Leonard (Eds.), *Speech and language impairments in children: Causes, characteristics, intervention and outcome* (pp. 99–113). Routledge, Taylor y Francis.

Bishop, D. V. M. (2004). Specific language impairment: Diagnostic dilemma. En L. T. Verhoeven y H. van Balkom (Eds.), *Classification of developmental language disorders: Theoretical issues and clinical implications* (pp. 309–326). Lawrence Erlbaum Associates.

Bishop, D. V. M. (2014). Ten questions about terminology for children with unexplained language problems. *International Journal of Language y Communication Disorders*, 49(4), 381–415. https://doi.org/10.1111/1460-6984.12101

Blanco Domínguez, M. (2012). Anglicismos en el léxico disponible del español de Galicia. En T. E. Jiménez Juliá, B. López Meirama, V. Vázquez Rozas, A. Veiga Rodríguez, y G. Rojo Sánchez (Eds.), *Estudios de filología española* (pp. 65–80). https://minerva.usc.es/xmlui/bitstream/handle/10347/12186/6%20Blanco.pdf?sequence=1

Bogen, J. E. (1969). The other side of the brain. II. An appositional mind. *Bulletin of the Los Angeles Neurological Societies*, 34(3), 135–162.

Borja, D. (2020). *Frenillos Bucales en los niños ¿Cómo tratarlos?* Parque Dental. https://www.parquedental.com/es/para-padres/frenillos-bucales-en-los-ninos-como-tratarlos

Borregón Sanz, S., y González Calvo, A. (2009). *La afasia: Exploración, diagnóstico y tratamiento* (4ª edición). Ciencias de la Educación Preescolar y Especial.

Brosey, E. A., y Woodward, N. D. (2017). Neuroanatomical correlates of perceptual aberrations in psychosis. *Schizophrenia Research*, 179, 125–131. https://doi.org/10.1016/j.schres.2016.10.005

Bruner, J. S. (2002). *Acts of meaning*. Harvard Univ. Press.

Buj Pereda, M. J. (2017). *Trastornos del lenguaje y competencia comunicativa: Propuestas didácticas para niños y niñas de 0 a 12 años*. Horsori Editorial, SL.

Cabrera Solano, M. I. (2010). La dislexia: Dificultad en el lenguaje. *Pedagogía Magna*, 8, 127–133.

Camaioni, L. (1997). The Emergence of Intentional Communication in Ontogeny, Phylogeny, and Pathology. *European Psychologist*, *2*(3), 216–225. https://doi.org/10.1027/1016-9040.2.3.216

Caplan, D. (1992). *Introducción a la neurolingüística y al estudio de los trastornos del lenguaje*. Visor Distribuciones.

Caramazza, A., y Berndt, R. S. (1985). A multi-component deficit view of agrammatic Broca's aphasia. En M. L. Kean (Ed.), *Agrammatism*. Academic Press.

Carpendale, J. I. M., y Lewis, C. (2006). *How children develop social understanding*. Blackwell Pub.

Carruthers, P., y Smith, P. K. (2011). *Theories of Theories of Mind*. Cambridge University Press.

Carter, R. (2002). *El nuevo mapa del cerebro*. RBA.

Castilla Valcárcel, J. (2003). El lenguaje: Bases anatómico-funcionales. En J. R. Gallardo Ruiz y J. L. Gallego Ortega (Eds.), *Manual de logopedia escolar. Un enfoque práctico* (pp. 23–52). Aljibe.

Castro-Torres, J. (2017). Rol de la lingüística en el estudio de los trastornos del lenguaje. *Cátedra Villarreal*, *5*(2), Art. 2. https://doi.org/10.24039/cv201752210

Chiat, S. (2001). *Los problemas de lenguaje en los niños*. Cambridge University Press.

Chomsky, N. (2007). *Estructuras sintácticas* (15a ed). Siglo Veintiuno.

Clemente Estevan, R. (2009). *Desarrollo del lenguaje. Manual para profesionales de la intervención en ambientes educativos*. Octaedro.

Coll, C., Palacios, J., y Marchesi, A. (Eds.). (2001). *Desarrollo psicológico y educación*. Alianza Editorial.

Critchley, M. (1975). *El niño disléxico*. Marfil.

Crystal, D. (1981a). *Clinical Linguistics*. Springer Vienna.

Crystal, D. (1981b). *Lenguaje infantil, aprendizaje y lingüística*. https://dialnet.unirioja.es/servlet/libro?codigo=161371

Crystal, D. (1989). *Profiling Linguistic Disability*. Whurr.

Crystal, D. (2007). *How Language Works*. Penguin UK.

Crystal, D. (2017). *Making Sense: The Glamorous Story of English Grammar.* Profile Books.

Cummings, L. (2008). *Clinical Linguistics.* Edinburgh University Press.

Cummings, L. (2013). *Communication Disorders.* Bloomsbury Publishing.

Cummings, L. (2018). *Speech and Language Therapy: A Primer.* Cambridge University Press.

De Renzi, E., Colombo, A., y Scarpa, M. (1991). The aphasic isolate. A clinical-CT scan study of a particularly severe subgroup of global aphasics. *Brain: A Journal of Neurology, 114 (Pt 4),* 1719–1730. https://doi.org/10.1093/brain/114.4.1719

de Villiers, P. A. (1974). Imagery and theme in recall of connected discourse. *Journal of Experimental Psychology, 103,* 263–268. https://doi.org/10.1037/h0037608

Defior Citoler, S., y Ortúzar Sanz, R. (2003). Alteraciones del lenguaje escrito. En J. R. Gallardo Ruiz y J. L. Gallego Ortega (Eds.), *Manual de logopedia escolar. Un enfoque práctico* (pp. 333–373). Aljibe.

Dehaene, S., Naccache, L., Le Clec'H, G., Koechlin, E., Mueller, M., Dehaene-Lambertz, G., van de Moortele, P.-F., y Le Bihan, D. (1998). Imaging unconscious semantic priming. *Nature, 395*(6702), 597–600. https://doi.org/10.1038/26967

Déjerenie, J. (1891). Sur un cas de cécité verbale avec agraphie suivi d'autopsie. *Comptes Rendu de la Société de Biologie, 3,* 197–201.

Déjerenie, J. (1892). Contribution à l'étude anatomo-pathologique et clinique des differentes variétés de cécité verbale. *Comptes Rendu de la Société de Biologie, 4,* 61–90.

Deza Cespedes, L. A. (2017). *Factores de Riesgo de Enfermedades Cerebro Vasculares en Integrantes del Club del Adulto Mayor del Centro de Salud Francisco Bolognesi, Cayma—Arequipa, 2017* [Tesis de licenciatura] Universidad Católica de Santa María. https://repositorio.ucsm.edu.pe/handle/20.500.12920/6373

Díaz Caneja, P. (2006). *Comunicación, lenguaje, habla.* Fundación iberoamericana Down21. https://www.downciclopedia.org/educacion/comunicacion-y-lenguaje/2934-comunicacion-lenguaje-habla.html

Dunn, J. (2001). Introduction: New Directions in Research on Children's Relationships and Understanding. *Social Development, 8*(2), 137–142. https://doi.org/10.1111/1467-9507.00087

Dunn, J., Brown, J., y Beardsall, L. (1991). Family talk about feeling states and children's later understanding of others' emotions. *Developmental Psychology*, *27*(3), 448–455. https://doi.org/10.1037/0012-1649.27.3.448

Escavy Zamora, R. (2013). La dimensión pragmática y la teoría de la mente. *Revista de investigación lingüística*, *16*(1), 11–42.

Ethnologue. (s. f.). *Taa | Ethnologue Free*. Ethnologue (Free All). Recuperado 16 de febrero de 2024, de https://www.ethnologue.com/subgroup/4299/

Fajardo Uribe, L. A. (2005). Aproximación a los fundamentos neurológicos de la metáfora. *Forma y función*, *18*, 102–114.

Fajardo Uribe, L. A. (2008). Aproximación a la relación entre cerebro y lenguaje. *Cuadernos de Lingüística Hispánica*, *11*, 93–104.

Fernald, A. (1993). Approval and Disapproval: Infant Responsiveness to Vocal Affect in Familiar and Unfamiliar Languages. *Child Development*, *64*(3), 657. https://doi.org/10.2307/1131209

Fernández Guinea, S. B., y López-Higes Sánchez, Ramón. (2005). *Guía de intervención logopédica en las afasias*. Síntesis.

Fernández Jaén, J. (2007). Lenguaje, cuerpo y mente: Claves de la Psicolingüística. *Per Abbat: boletín filológico de actualización académica y didáctica*, *3*, 39–74.

Fernández Olaria, R., y Gràcia Gracia, M. (2013). Lenguaje expresivo y memoria verbal a corto plazo u operativa (working memory) en las personas con síndrome de Down. *Revista Síndrome de Down*, *30*, 122–132.

Fernández Reyes, J., Cruz Serrano, E. M., Martínez Maluenda, M. del M., y García García, J. (2022). Principales causas de la discapacidad intelectual. *Ocronos*, *5*(3), 10.

Fernández Zúñiga, A., y Gambra, S. (2014). Evaluación y tratamiento de la tartamudez infantil. En A. Fernández Zúñiga, E. Perelló Scherdel, G. Aguado Alonso, J. M. Vila-Rovira, M. Coll Florit, y S. Gambra Moleres (Eds.), *Trastornos del habla y de la voz* (pp. 103–146). Universitat Oberta de Catalunya.

Fernyhough, C., y Meins, E. (2009). Private Speech and Theory of Mind: Evidence for Developing Interfunctional Relations. En A. Winsler, C. Fernyhough, y I. Montero (Eds.), *Private Speech, Executive Functioning, and the Development of Verbal Self-Regulation* (pp. 95–104). Cambridge University Press. https://doi.org/10.1017/CBO9780511581533.008

Ferré Veciana, J., y Aribau Montón, E. (2002). *El desarrollo neurofuncional del niño y sus trastornos: Visión, aprendizaje y otras funciones cognitivas*. https://dialnet.unirioja.es/servlet/libro?codigo=63718

Ferré Veciana, J., y Aribau Montón, E. (2014). *El desarrollo neurofuncional del niño y sus trastornos: Visión, aprendizaje y otras funciones cognitivas*. Lebón.

Fundación española de la tartamudez. (2014, septiembre 3). La historia de la tartamudez. *Fundación TTM*. https://www.fundacionttm.org/la-tartamudez/la-historia-de-la-tartamudez/

Gagnon, L., Mottron, L., y Joanette, Y. (1997). Questioning the Validity of the Semantic-Pragmatic Syndrome Diagnosis. *Autism*, *1*(1), 37–55. https://doi.org/10.1177/1362361397011006

Gallardo Paúls, B., y Valles González, B. (2008). Lingüística en contextos clínicos: La lingüística clínica. *Lengua y Habla*, *12*(1), 32–50.

Gallardo Ruiz, J. R., y Gallego Ortega, J. L. (2003a). Alteraciones de la articulación: Disartrias. En J. R. Gallardo Ruiz y J. L. Gallego Ortega (Eds.), *Manual de logopedia escolar. Un enfoque práctico* (pp. 237–242). Aljibe.

Gallardo Ruiz, J. R., y Gallego Ortega, J. L. (2003b). Alteraciones de la articulación: Disglosias. En J. R. Gallardo Ruiz y J. L. Gallego Ortega (Eds.), *Manual de logopedia escolar. Un enfoque práctico* (pp. 221–242). Aljibe.

Gallardo Ruiz, J. R., y Gallego Ortega, J. L. (2003c). Alteraciones de la articulación: Las dislalias. En J. R. Gallardo Ruiz y J. L. Gallego Ortega (Eds.), *Manual de logopedia escolar. Un enfoque práctico* (pp. 171–220). Aljibe.

Gallardo Ruiz, J. R., y Gallego Ortega, J. L. (2003d). Alteraciones de la fluidez verbal: Disfemias. En J. R. Gallardo Ruiz y J. L. Gallego Ortega (Eds.), *Manual de logopedia escolar. Un enfoque práctico* (pp. 243–266). Aljibe.

Gallardo Ruiz, J. R., y Gallego Ortega, J. L. (2003e). Alteraciones de la voz. En J. R. Gallardo Ruiz y J. L. Gallego Ortega (Eds.), *Manual de logopedia escolar. Un enfoque práctico* (pp. 153–170). Aljibe.

Gallardo Ruiz, J. R., y Gallego Ortega, J. L. (2003f). Dimensiones del lenguaje. En J. R. Gallardo Ruiz y J. L. Gallego Ortega (Eds.), *Manual de logopedia escolar. Un enfoque práctico* (pp. 53–72). Aljibe.

Gallardo Ruiz, J. R., y Gallego Ortega, R. (2003g). Alteraciones del lenguaje en el niño deficiente mental. En J. R. Gallardo Ruiz y J. L. Gallego Ortega (Eds.), *Manual de logopedia escolar. Un enfoque práctico* (pp. 447–469). Aljibe.

Garayzábal Heinze, E. (2006). *Lingüística clínica y logopedia.* A. Machado Libros.

Garayzábal Heinze, E., Fernández Prieto, M., y Díez Itza, E. (2010). *Guía de intervención logopédica en el síndrome de Williams.* Síntesis. https://digibuo.uniovi.es/dspace/handle/10651/54759

Garayzábal-Heinze, E. (2009). *La lingüística clínica: Teoría y práctica.* Universidad de Alicante. Departamento de Filología Española, Lingüística General y Teoría de la Literatura. http://rua.ua.es/dspace/handle/10045/15285

García López, C. (2008). El lenguaje en la deficiencia mental. *Revista innovación y experiencias educativas digital, 13,* 1–13.

García Parajuá, P., y Magariños López, M. (2000). *Guía de bolsillo de la clasificación CIE-10: Clasificación de los transtornos mentales y del comportamiento: con glosario y criterios diagnósticos de investigación: CIE-10: CDI-10.* Editorial Médica Panamericana.

Geary, D. C. (1993). Mathematical disabilities: Cognitive, neuropsychological, and genetic components. *Psychological Bulletin, 114*(2), 345–362. https://doi.org/10.1037/0033-2909.114.2.345

Geschwind, N. (1965). Disconnexion syndromes in animals and man. I. *Brain: A Journal of Neurology, 88*(2), 237–294. https://doi.org/10.1093/brain/88.2.237

Goldman, A. I. (1993). The psychology of folk psychology. *Behavioral and Brain Sciences, 16*(1), 15–28. https://doi.org/10.1017/S0140525X00028648

González Álvarez, J. (2007). *Cerebro y Lenguaje: La representación neural de las palabras y sus significados.* III Conference ALFAL-NE, Oxford. https://www3.uji.es/~gonzalez/Oxford%28texto%29.pdf

González Blanca, L. (2018). Trastorno específico del lenguaje (TEL): Concepto y características. *Revista Internacional de Apoyo a la Inclusión, Logopedia, Sociedad y Multiculturalidad, 4*(4), 166–174.

González, M., Rivas, R. M., y López, S. (2015). Trastorno de la comunicación social (pragmático): ¿síndrome o síntoma? *Revista de Estudios e Investigación en Psicología y Educación,* 012–014. https://doi.org/10.17979/reipe.2015.0.09.134

Gordon, R. M. (1996). 'Radical' simulationism. En P. Carruthers y P. K. Smith (Eds.), *Theories of Theories of Mind* (pp. 11–21). Cambridge University Press. https://doi.org/10.1017/CBO9780511597985.003

REFERENCIAS BIBLIOGRÁFICAS

Guibourg García, I. (2000). El desarrollo de la comunicación. *Didáctica de la lengua en la educación infantil*, 13–42. https://dialnet.unirioja.es/servlet/articulo?codigo=2098672

Guyton, A. C., y Hall, J. E. (2021). *Tratado de fisiología médica*. Elsevier Health Sciences.

Harris, P. L. (1992). From Simulation to Folk Psychology: The Case for Development. *Mind y Language*, 7(1–2), 120–144. https://doi.org/10.1111/j.1468-0017.1992.tb00201.x

Harris, P. L. (2000). *The work of the imagination*. Blackwell Publishers.

Hart, J., Berndt, R. S., y Caramazza, A. (1985). Category-specific naming deficit following cerebral infarction. *Nature*, 316(6027), 439–440. https://doi.org/10.1038/316439a0

Herranz-Llácer, C. V., & Hervás-Escobar, A. (2022). Desarrollo de la lectoescritura en mujeres con discapacidad intelectual. En *Psicología, Sociología y sociedad*. Thomson Reuters-Aranzadi.

Hervás Escobar, A. (2018). Inclusión social de mujeres con discapacidad intelectual: El caso de la Asociación de Padres Las Jaras. *Relectiones*, 0(5), 163–177. https://doi.org/10.32466/eufv-rel.2018.5.378.163-177

Hidalgo Navarro, A., y Quilis Merín, M. (2012). *La voz del lenguaje: Fonética y fonología del español*. Tirant Humanidades.

Hobson, J. A. (1988). *The dreaming brain: How the brain creates both the sense and the nonsense of dreams*.

Hoff, E. (2014). *Language development*. Wadsworth Cengage Learning.

Hoyos Arvizu, A., y Marrero Aguiar, V. (2008). Errores léxicos de habla: Una perspectiva lingüística. *El valor de la diversidad (meta)lingüística: Actas del VIII congreso de Lingüística General*, 995–1013. http://elvira.lllf.uam.es/clg8/actas/pdf/paperCLG118.pdf

Huttenlocher, J., Haight, W., Bryk, A., Seltzer, M., y Lyons, T. (1991). Early vocabulary growth: Relation to language input and gender. *Developmental Psychology*, 27(2), 236–248. https://doi.org/10.1037/0012-1649.27.2.236

Hymes, D. H. (1995). Acerca de la competencia comunicativa. *Competencia comunicativa: documentos básicos en la enseñanza de lenguas extranjeras*, 27–46.

Instituto Nacional de Estadística. (2020). *Discapacidad.* https://www.ine.es/ss/Satellite?L=es_ES&c=INESeccion_C&cid=1259926668516&p=%5C&pagename=ProductosYServicios%2FPYSLayout&param1=PYSDetalle&param3=1259924822888

Jakobson, R. (1984). *Ensayos de lingüística general* (1ª edición). Ariel.

Johnson, C. N. (1988). Theory of mind and the structure of conscious experience. En *Developing theories of mind* (pp. 47–63). Cambridge University Press.

Jordon, N. C., Kaplan, D., y Hanich, L. B. (2002). Achievement growth in children with learning difficulties in mathematics: Findings of a two-year longitudinal study. *Journal of Educational Psychology, 94*(3), 586–597. https://doi.org/10.1037/0022-0663.94.3.586

Kim, M., y Thompson, C. K. (2000). Patterns of comprehension and production of nouns and verbs in agrammatism: Implications for lexical organization. *Brain and Language, 74*(1), 1–25. https://doi.org/10.1006/brln.2000.2315

Knapp, M. L. (1982). *La comunicación no verbal: El cuerpo y el entorno.* Paidós.

Koontz, K. L. (1996). Identifying Simple Numerical Stimuli: Processing Inefficiencies Exhibited by Arithmetic Learning Disabled Children. *Mathematical Cognition, 2*(1), 1–24. https://doi.org/10.1080/135467996387525

Kosc, L. (1974). Developmental Dyscalculia. *Journal of Learning Disabilities, 7*(3), 164–177. https://doi.org/10.1177/002221947400700309

Kotchoubey, B. (2006). Event-related potentials, cognition, and behavior: A biological approach. *Neuroscience y Biobehavioral Reviews, 30*(1), 42–65. https://doi.org/10.1016/j.neubiorev.2005.04.002

Kuchuk, A., Vibbert, M., y Bornstein, M. H. (1986). The Perception of Smiling and Its Experiential Correlates in Three-Month-Old Infants. *Child Development, 57*(4), 1054. https://doi.org/10.2307/1130379

Kumin, L. (2002). Inteligibilidad del habla en las personas con síndrome de Down: Un marco para señalar factores específicos útiles en la evaluación y tratamiento. *Revista Síndrome de Down: Revista española de investigación e información sobre el Síndrome de Down, 72,* 14–23.

Lacerda Gallardo, Á. J., Abreu Pérez, D., y Ripoll Pineda, N. A. (2020). Meningioma incidental del tentorio. *Mediciego, 26*(4), 274.

Langacker, R. W. (2014). *Foundations of cognitive grammar. Vol. 1: Theoretical prerequisites*. Stanford Univ. Press.

Legerstee, M. (1991). The role of person and object in eliciting early imitation. *Journal of Experimental Child Psychology, 51*, 423–433. https://doi.org/10.1016/0022-0965(91)90086-8

Legerstee, M., Varghese, J., y Beek, Y. V. (2002). Effects of maintaining and redirecting infant attention on the production of referential communication in infants with and without Down syndrome. *Journal of Child Language, 29*(1), 23–48. https://doi.org/10.1017/S0305000901004895

Leonard, L. B., y Bortolini, U. (1998). Grammatical morphology and the role of weak syllables in the speech of Italian-speaking children with specific language impairment. *Journal of Speech, Language, and Hearing Research: JSLHR, 41*(6), 1363–1374. https://doi.org/10.1044/jslhr.4106.1363

Leslie, A. M. (1991). The theory of mind impairment in autism: Evidence for a modular mechanism of development? En *Natural theories of mind: Evolution, development and simulation of everyday mindreading* (pp. 63–78). Basil Blackwell.

Lewis, C., Hitch, G. J., y Walker, P. (1994). The Prevalence of Specific Arithmetic Difficulties and Specific Reading Difficulties in 9- to 10-year-old Boys and Girls. *Journal of Child Psychology and Psychiatry, 35*(2), 283–292. https://doi.org/10.1111/j.1469-7610.1994.tb01162.x

Liem, K. F. (1985). Chapter 11. Ventilation. En M. Hildebrand, D. M. Bramble, K. F. Liem, y D. B. Wake (Eds.), *Functional Vertebrate Morphology* (pp. 185–209). Harvard University Press. https://doi.org/10.4159/harvard.9780674184404.c11

Lillard, A. (1998a). Ethnopsychologies: Cultural variations in theories of mind. *Psychological Bulletin, 123*(1), 3–32. https://doi.org/10.1037/0033-2909.123.1.3

Lillard, A. (1998b). Wanting to be it: Children's understanding of intentions underlying pretense. *Child Development, 69*(4), 981–993; discussion 994–995.

Loeches Alonso, A., Carvajal Molina, F., Serrano, J. M., y Fernández Carriba, S. (2004). Neuropsicología de la percepción y la expresión facial de emociones: Estudios con niños y primates no humanos. *Anales de Psicología, 20*(2), Art. 2.

Love, R. J., y Webb, W. G. (1996). *Neurología para los especialistas del habla y el lenguaje*. Médica Panamericana.

Luque Jiménez, A. M. (2009). Trastornos del lenguaje. *Revista digital innovación y experiencias educativas, 15*. https://archivos.csif.es/archivos/andalucia/ensenanza/revistas/csicsif/revista/pdf/Numero_15/ANA%20MARIA_LUQUE_1.pdf

Manoiloff, L., Boca, M. L. D., y Segui, J. (2015). El Efecto del Priming Asociativo Verbal Mediante un Paradigma de Producción "Implícita" en el Acceso al Léxico. *Anuario de Investigaciones de la Facultad de Psicología, 2*(1), Art. 1.

Martín Lobo, M. P. (2006). *El salto al aprendizaje: Cómo obtener éxito en los estudios y superar las dificultades de aprendizaje*. Ediciones Palabra, S.A.

Mazet, P., Stoleru, S., y Ferré, N. P. de L. (1990). *Manual de psicopatología de la primera infancia*. Masson. https://dialnet.unirioja.es/servlet/libro?codigo=155885

Melo Florián, A. (2011). *Cerebro, mente y conciencia. Un enfoque multidisciplinario*. International Medical Publishing.

Meltzoff, A. N. (1995). Understanding the intentions of others: Re-enactment of intended acts by 18-month-old children. *Developmental Psychology, 31*(5), 838–850. https://doi.org/10.1037/0012-1649.31.5.838

Méndez Cea, C. (2012). *Convergencia educativa y diversidad cultural en el EEES: Desde las aulas universitarias multiculturales de segundas lenguas (E/LE) hacia la competencia intercultural*. Ediciones Universidad de Salamanca.

Mendoza Lara, E. (2020). *Trastorno específico del lenguaje (TEL): Avances en el estudio de un trastorno invisible*. Pirámide.

Miceli, G., Mazzucchi, A., Menn, L., y Goodglass, H. (1983). Contrasting cases of Italian agrammatic aphasia without comprehension disorder. *Brain and Language, 19*(1), 65–97. https://doi.org/10.1016/0093-934X(83)90056-1

Miceli, G., Silveri, M. C., Villa, G., y Caramazza, A. (1984). On the Basis for the Agrammatic's Difficulty in Producing Main Verbs. *Cortex, 20*(2), 207–220. https://doi.org/10.1016/S0010-9452(84)80038-6

Millán Carrasco, A. M. (2018). *Disfemia. Guía de apoyo*. Consejería de Educación, Juventud y Deportes de la región de Murcia. http://www.infocop.es/pdf/Disfemia_%20gu_a%20de%20apoyo.pdf

Miller, P. (2001). Learning Styles: The Multimedia of the Mind. *ERIC*, 1–10.

Mocelin Fonseca, L., y Pedroso Moraes Feltes, H. (2018). Descobertas nos estudos das afasias com imagens de tensor de difusão. *Ciências y Cognição*, 23(2), 160–177.

Monfort, I., y Monfort Cabané, M. (2010). La comprensión de preguntas: Una dificultad específica en niños con trastornos pragmáticos de la comunicación y el lenguaje. *Revista de Neurología*, 50(Supl.3), 107–111.

Morton, A. (1980). *Frames of mind: Constraints on the common-sense conception of the mental*. Clarendon Press; Oxford University Press.

Moses, L. J., Baldwin, D. A., Rosicky, J. G., y Tidball, G. (2001). Evidence for Referential Understanding in the Emotions Domain at Twelve and Eighteen Months. *Child Development*, 72(3), 718–735. https://doi.org/10.1111/1467-8624.00311

Nelson, K. (1996). *Language in Cognitive Development: The Emergence of the Mediated Mind* (1.ª ed.). Cambridge University Press. https://doi.org/10.1017/CBO9781139174619

Nelson, K. (2005). Language Pathways into the Community of Minds. En J. W. Astington y J. A. Baird (Eds.), *Why Language Matters for Theory of Mind* (pp. 26–49). Oxford University Press. https://doi.org/10.1093/acprof:oso/9780195159912.003.0002

Nieto Barco, M. A., y Barroso Ribal, J. (2009). El lenguaje y sus alteraciones: Afasias, alexias, agrafias y aprosodias. *Manual de neuropsicología*, 125–165.

Obler, L. K., y Gjerlow, K. (2000). *El lenguaje y el cerebro*. Cambridge University Press.

Olineck, K. M., y Poulin-Dubois, D. (2005). Infants' Ability to Distinguish Between Intentional and Accidental Actions and Its Relation to Internal State Language. *Infancy*, 8(1), 91–100. https://doi.org/10.1207/s15327078in0801_6

Organización Mundial de la Salud. (2014). *CIE 10: Trastornos mentales y del comportamiento: descripción clínica y pautas para el diagnóstico: [décima revisión de la clasificación internacional de las enfermedades]*. Organizacion Mundial de la Salud.

Ortells, J. J., y Tudela, P. (1992). Lateralización cerebral y reconocimiento de estímulos verbales. *Revista de psicología general y aplicada*, 45(4), 375–383.

Orton, S. T. (1937). *Reading, writing and speech problems in children* (p. 215). W W Norton y Co.

Osgood, C. E. (1953). *Method and theory in experimental psychology*. Oxford University Press.

Palomero Domínguez, G., Vázquez Castañón, M. T., Vega Álvarez, J. A., Naves Mier, F. J., y Rodríguez Sánchez, C. (2000). *Lecciones de Embriología*. Universidad de Oviedo.

Paredes Duarte, M. J., y Martín-Sánchez, V. M. (Eds.). (2018). *Corpus de trastornos del lenguaje*. Servicio de Publicaciones de la Universidad de Cádiz.

Pascual García, P. (1978). *La dislalia: Naturaleza, diagnóstico y rehabilitación*. Ciencias de la Educación Preescolar y Especial.

Pascual Millán, L. F., y Fernández, T. (2014). *Afasias: Tipología clínico-topográfica*. Alzheimer universal. https://www.alzheimeruniversal.eu/2014/11/22/afasias-a-fondo/

Pavlidis, G. T. (Ed.). (1990). *Perspectives on dyslexia*. Wiley.

Perelló Scherdel, E. (2014). Disglosias. En A. Fernández Zúñiga, E. Perelló Scherdel, G. Aguado Alonso, J. M. Vila-Rovira, M. Coll Florit, y S. Gambra Moleres (Eds.), *Trastornos del habla y de la voz* (pp. 65–102). Universitat Oberta de Catalunya.

Perner, J. (1994). *Comprender la mente representacional* (1. ed). Paidós.

Perona Sánchez, J. (2002). Cambios fonéticos esporádicos: Metaplasmos, vulgarismos o licencias fonológicas. *ELUA: Estudios de Lingüística. Universidad de Alicante*, 16, Art. 16. https://doi.org/10.14198/ELUA2002.16.14

Peterson, C. C. (2000). Kindred spirits. *Cognitive Development*, 15(4), 435–455. https://doi.org/10.1016/S0885-2014(01)00040-5

Piaget, J. (1964). Part I: Cognitive development in children: Piaget development and learning. *Journal of Research in Science Teaching*, 2(3), 176–186. https://doi.org/10.1002/tea.3660020306

Pinel, J. P. J. (2001). *Biopsicología* (4ª edición). Pearson Educación.

Pinillos, J. L. (1975). *Principios de psicología*. Alianza Ed.

Plaut, D. C., y Karmiloff-Smith, A. (1993). Representational development and theory-of-mind computations. *Behavioral and Brain Sciences*, 16(1), 70–71. https://doi.org/10.1017/S0140525X0002906X

Poeppel, D. (2017). The Cartographic Imperative: Confusing Localization and Explanation in Human Brain Mapping. En *Ikonographie des Gehirns* (pp. 19–29). De Gruyter. https://doi.org/10.1515/9783110548778-003

Premack, D., y Woodruff, G. (1978). Does the chimpanzee have a theory of mind? 30 years later. *Behavioral and BrainScience*, *1*(4), 515–526. https://doi.org/10.1016/j.tics.2008.02.010

Quilis, A. (1999). *Tratado de fonología y fonética españolas*. Gredos.

Rapin, I. (1997). Trastornos de la comunicación en el autismo infantil. *El lenguaje del niño: desarrollo normal, evaluación y trastornos*, 357–372.

Rapin, I., y Allen, D. A. (1983). Developmental language disorders: Nosologic considerations. En *Neuropsychology of language, reading and spelling*. Academic Press.

Real Academia Española. (2014). *Diccionario de la lengua española* (23.ª ed.). Espasa.

Real Academia Española. (2023). *Ordenador, ordenadora | Diccionario de la lengua española*. «Diccionario de la lengua española» - Edición del Tricentenario. https://dle.rae.es/ordenador

Real Academia Española; Asociación de Academias de la Lengua Española. (2011). *Nueva gramática de la lengua española: fonética y fonología*. Espasa.

Repacholi, B. M., y Gopnik, A. (1997). Early reasoning about desires: Evidence from 14- and 18-month-olds. *Developmental Psychology*, *33*(1), 12–21. https://doi.org/10.1037/0012-1649.33.1.12

Richards, J. C. (Ed.). (1997). *Error analysis: Perspectives on second language acquisition* (14. impr). Longman.

Rivero, M. (1993). La influencia del habla de estilo materno en la adquisición del lenguaje: Valor y límites de la hipótesis del input. *Anuario de psicología*, *57*(2), 45–64.

Roces Montero, C. (2008). *Discapacidad intelectual*. Servicio de Publicaciones de la Universidad de Oviedo.

Rodríguez, F. (2019). *Superficie cerebral medial*. Asociación Educar para el Desarrollo Humano. https://asociacioneducar.com/caramedial

Rodríguez Menéndez, L. E. (2018). *Paciente con retraso del lenguaje y su intervención a través de PECS en el desarrollo de habilidades lingüísticas* [Tesis de licenciatura]. https://repositorio.uleam.edu.ec/handle/123456789/3246

Rondal, J. A. (2001). *El desarrollo del lenguaje*. ISEP Editorial.

Rosch, E. (1975). Cognitive representations of semantic categories. *Journal of Experimental Psychology: General*, *104*(3), 192–233. https://doi.org/10.1037/0096-3445.104.3.192

Rosell Clari, V. (2006). *Uso del verbo en pacientes afásicos motores en lengua castellana*. [Tesis Doctoral] Universitat de València. https://dialnet.unirioja.es/servlet/tesis?codigo=7565

Ruffman, T., Slade, L., y Crowe, E. (2002). The Relation between Children's and Mothers? Mental State Language and Theory-of-Mind Understanding. *Child Development*, 73(3), 734–751. https://doi.org/10.1111/1467-8624.00435

Sánchez-Casas, R. M., y García-Albea Ristol, J. E. (1984). Palabras de clase abierta y de clase cerrada: Efectos de interferencia en la clasificación de no-palabras. *Informes de psicología*, 1–2, 133–143.

Sánchez-Casas, R. M., García-Albea Ristol, J. E., y Almagro Cardenete, Y. (2005). El agramatismo y su sintomatología. *Revista de neurología*, 40(6), 369–380.

Sangorrín García, J. (2005). Disfemia o tartamudez. *Revista de Neurología*, 41(S01), S043. https://doi.org/10.33588/rn.41S01.2005387

Schwartz, M. F., Saffran, E. M., y Marin, O. S. M. (1980). The word order problem in agrammatism. *Brain and Language*, 10(2), 249–262. https://doi.org/10.1016/0093-934X(80)90055-3

Serna Rodríguez, R. M. (2015). *Diseño, desarrollo y evaluación de un programa de acceso a la lectoescritura para alumnado con graves problemas de aprendizaje* [Tesis Doctoral] Universidad de Murcia. https://digitum.um.es/digitum/bitstream/10201/47085/1/TESIS.pdf

Serra Grabulosa, J. M., Adan Puig, A., Pérez Pàmies, M., Lachica Bravo, J., y Membrives Martín, S. (2010). Bases neurales del procesamiento numérico y del cálculo. *Revista de Neurología*, 50(01), 39. https://doi.org/10.33588/rn.5001.2009271

Serrano Ortiz, J. (2012). *Desarrollo de la teoría de la mente, lenguaje y funciones ejecutivas en niños de 4 a 12 años* [Tesis Doctoral] Universitat de Girona. https://dialnet.unirioja.es/servlet/tesis?codigo=83522

Servicio de Programas Educativos y Atención a la Diversidad. (2004). *Guía para la Atención Educativa del Alumnado con Trastornos en el Lenguaje Oral y Escrito*. Consejería de Educación, Ciencia y Tecnología y Dirección General de Formación Profesional y Promoción Educativa.

Shaffran, E. M., Schwartz, M. F., y Marin, O. S. M. (1990). Evidence from aphasia: Isolating the components of a production models. En B. Butterfield (Ed.), *Language production* (Vol. 1). Academy press.

Shafrir, U., y Siegel, L. S. (1994). Subtypes of Learning Disabilities in Adolescents and Adults. *Journal of Learning Disabilities*, 27(2), 123–124. https://doi.org/10.1177/002221949402700207

Shatz, M., Wellman, H. M., y Silber, S. (1983). The acquisition of mental verbs: A systematic investigation of the first reference to mental state. *Cognition*, 14(3), 301–321. https://doi.org/10.1016/0010-0277(83)90008-2

Shields, J. M., Christy, R. J., y Yang, V. W. (1996). Identification and Characterization of a Gene Encoding a Gut-enriched Krüppel-like Factor Expressed during Growth Arrest. *Journal of Biological Chemistry*, 271(33), 20009–20017. https://doi.org/10.1074/jbc.271.33.20009

Siguan, M. (1993). Acerca del grupo de psicolingüística de la universidad de barcelona: Antecedentes y perspectivas. *Anuario de psicología*, 57(2), 3–12.

Snell, R. S. (2007). *Neuroanatomía clínica*. Ed. Médica Panamericana.

Snowling, M. J. (2000). *Dyslexia*. Blackwell Publishers.

Spelke, E. S., Phillips, A., y Woodward, A. L. (1995). Infants' knowledge of object motion and human action. En *Causal cognition: A multidisciplinary debate* (pp. 44–78). Clarendon Press/Oxford University Press. https://www.harvardlds.org/wp-content/uploads/2017/01/infants-knowledge-of-object-motion-and-human-action-1.pdf

Sperber, D., y Wilson, D. (2002). Pragmatics, Modularity and Mind-reading. *Mind y Language*, 17(1–2), 3–23. https://doi.org/10.1111/1468-0017.00186

Sulkes, S. B. (2014). *Manual MSD. Versión para profesionales*. Merck Sharp y Dohme Corp. https://www.msdmanuals.com/es/professional/pediatr%C3%ADa/trastornos-del-aprendizaje-y-del-desarrollo/discapacidad-intelectual

Taragano, F., Martelli, M., Harris, P., Allegri, R. F., Serrano, C. M., Tamaroff, L., Ranalli, C., y Tufró, G. (2005). Afasia progresiva primaria: Variabilidad clínica. Análisis de 15 casos. *Revista de neurología*, 41(9), 527–533.

Terol, O., Álvarez, M., Melgar, N., y Manzanero, A. L. (2014). Detección de información oculta mediante potenciales relacionados con eventos. *Anuario de Psicología Jurídica*, 24(1), 49–55. https://doi.org/10.1016/j.apj.2014.06.004

Tissot, R., Mounin, G., y Lhermitte, F. (1973). *L'agrammatisme: Étude neuropsycholinguistique*. C. Dessart.

Tomasello, M., y Carpenter, M. (2007). Shared intentionality. *Developmental Science*, 10(1), 121–125. https://doi.org/10.1111/j.1467-7687.2007.00573.x

Tomasello, M., Carpenter, M., Call, J., Behne, T., y Moll, H. (2005). Understanding and sharing intentions: The origins of cultural cognition. *Behavioral and Brain Sciences*, *28*(5), 675–691. https://doi.org/10.1017/S0140525X05000129

Torres Durán, A. M. (2013). *Propuesta metodológica para la enseñanza del sistema nervioso en el grado octavo de la Institución Educativa Francisco Miranda*. https://repositorio.unal.edu.co/handle/unal/12096

Trousseau, A. (1864). De l'aphasie. Maladie décrite récemment sous le nom impropre d'aphémie. *Gazette des hôpitaux civils et militaires*, *30*.

Tuchman, R. F., Rapin, I., y Shinnar, S. (1991). Autistic and dysphasic children. II: Epilepsy. *Pediatrics*, *88*(6), 1219–1225.

Tulving, E. (1972). Episodic and Semantic Memory. En E. Tulving y W. Donaldson (Eds.), *Organization of Memory*. Academic Press.

Velarde IncháusteguI, M. M., Vattuone Echevarría, J. A., y Gómez Velarde, M. E. (2017). Trastorno de la comunicación social (pragmático) (TCS f80.82). *Pediátr. Panamá*, *46*(2), 99–104.

Vellutino, F. R., Scanlon, D. M., y Reid Lyon, G. (2000). Differentiating Between Difficult-to-Remediate and Readily Remediated Poor Readers: More Evidence Against the IQ-Achievement Discrepancy Definition of Reading Disability. *Journal of Learning Disabilities*, *33*(3), 223–238. https://doi.org/10.1177/002221940003300302

Vendrell Brucet, J. M. (2001). Las afasias: Semiología y tipos clínicos. *Revista de Neurología*, *32*(10), 980. https://doi.org/10.33588/rn.3210.2000183

Ventura, R. L. (2003). El síndorme de desconexión interhermisférica cerebral. *Revista de psiquiatría y salud mental Hermilio Valdizán*, *IV*(2), 29–42.

Verdugo Alonso, M. Á. (2002). Análisis de la definición de discapacidad intelectual de la Asociación Americana sobre Retraso Mental. *Siglo cero: Revista Española sobre discapacidad intelectual*, *34*(205), 5–19.

Vila-Rovira, J. (2014). Alteraciones de la voz en la infancia. En A. Fernández Zúñiga, E. Perelló Scherdel, G. Aguado Alonso, J. M. Vila-Rovira, M. Coll Florit, y S. Gambra Moleres (Eds.), *Trastornos del habla y de la voz* (pp. 65–102). Universitat Oberta de Catalunya.

Villalba Muñoz, C. (2010). *Efectos de interferencia ortográfica en el reconocimiento de palabras de lectores disléxicos y ordinarios* [Tesis Doctoral] Universidad Complutense de Madrid. https://eprints.ucm.es/id/eprint/10665/1/T31918.pdf

Walden, T. A., y Ogan, T. A. (1988). The Development of Social Referencing. *Child Development*, *59*(5), 1230. https://doi.org/10.2307/1130486

Walker-Andrews, A. S., y Lennon, E. (1991). Infants' discrimination of vocal expressions: Contributions of auditory and visual information. *Infant Behavior and Development*, *14*(2), 131-142. https://doi.org/10.1016/0163-6383(91)90001-9

Warrington, E. K. (1975). The Selective Impairment of Semantic Memory. *Quarterly Journal of Experimental Psychology*, *27*(4), 635-657. https://doi.org/10.1080/14640747508400525

Warrington, E. K., y McCarthy, R. A. (1987). Categories of knowledge. Further fractionations and an attempted integration. *Brain: A Journal of Neurology*, *110 (Pt 5)*, 1273-1296. https://doi.org/10.1093/brain/110.5.1273

Warrington, E. K., y Shallice, T. (1984). Category specific semantic impairments. *Brain*, *107*(3), 829-853. https://doi.org/10.1093/brain/107.3.829

Webb, W. G., Adler, R. K., y Love, R. J. (2010). *Neurología para el logopeda*. Elsevier Masson.

Weiner, I. B., y Elkind, D. (1985). *Desarrollo normal y anormal del niño pequeño*. Ediciones Paidós.

Whiten, A. (1991). *Natural theories of mind: Evolution, development and simulation of everyday mindreading* (pp. xiv, 362). Basil Blackwell.

Wimmer, H., Hogrefe, G.-J., y Perner, J. (1988). Children's Understanding of Informational Access as Source of Knowledge. *Child Development*, *59*(2), 386. https://doi.org/10.2307/1130318

Wingate, M. E. (1976). *Stuttering: Theory and treatment*. Irvington Publishers: distributed by Halsted Press.

Woodward, A. L. (1999). Infants' ability to distinguish between purposeful and non-purposeful behaviors. *Infant Behavior and Development*, *22*(2), 145-160. https://doi.org/10.1016/S0163-6383(99)00007-7

World Federation of Neurology. (1968). *Report of research group on dyslexia and world illiteracy*. World Federation of Neurology.

Zingeser, L. B., y Berndt, R. S. (1990). Retrieval of nouns and verbs in agrammatism and anomia. *Brain and Language*, *39*(1), 14-32. https://doi.org/10.1016/0093-934X(90)90002-X

www.ingramcontent.com/pod-product-compliance
Ingram Content Group UK Ltd.
Pitfield, Milton Keynes, MK11 3LW, UK
UKHW022236230426
12048UKWH00018BA/1290